补益中药
食养一本通

罗 杰◎编著

陕西出版传媒集团
陕西科学技术出版社

图书在版编目（CIP）数据

补益中药食养一本通/罗杰编著. —西安：陕西科学
技术出版社，2013.12
ISBN 978 – 7 – 5369 – 5992 – 7

Ⅰ．①补… Ⅱ．①罗… Ⅲ．①食物疗法 Ⅳ．①R247.1

中国版本图书馆 CIP 数据核字（2013）第 260641 号

补益中药食养一本通

出 版 者	陕西出版传媒集团　陕西科学技术出版社
	西安北大街 131 号　邮编　710003
	电话（029）87211894　传真（029）87218236
	http://www.snstp.com
发 行 者	陕西出版传媒集团　陕西科学技术出版社
	电话（029）87212206　87260001
印　　刷	北京建泰印刷有限公司
规　　格	710×1000 毫米　　16 开本
印　　张	15
字　　数	220 千字
版　　次	2014 年 3 月第 1 版
	2020 年 10 月第 2 次印刷
书　　号	ISBN 978 – 7 – 5369 – 5992 – 7
定　　价	19.80 元

从神农氏尝遍百草而著《神农本草经》到药王孙思邈的《千金方》，再到明代李时珍的《本草纲目》、清代医学家赵学敏的《本草纲目拾遗》，中药的应用在我国已有数千年的历史。时至今日，中药依旧长盛不衰，发挥着其无可替代的作用。

在科学技术日新月异的今天，现代医学的长足发展给人们的健康带来了巨大的福祉，然而由于对疾病的历史认识和治疗方面的局限性以及化学药物副作用的大量出现，人们开始更多地反思传统中药学的长处和天然药物的优越性，越来越多的人希望通过中药食疗养生来达到强身健体、防病治病、延缓衰老、延年益寿的目的。

中药食疗的效果究竟怎么样呢？正所谓"大毒治病，十去其六；常毒治病，十去其七；小毒治病，十去其八；无毒治病，十去其九。谷肉果菜，食养尽之，无使过之，伤其正也"，《黄帝内经》的这句话对食疗的效果作出了高度的评价。

中药具有疗效好、副作用小等特点，不仅对防治常见病、多发病有较好的疗效，而且还能治许多疑难病症。在日常生活中，人们根据不同体质、不同病情，选取具有一定保健作用或治疗作用的中药，通过与食物搭配烹调加工，就能做出具有色、香、味、形兼具的药物。食疗时既能享用美味佳肴，又能养身保健、防病治病。

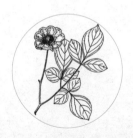
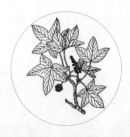
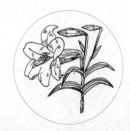

为了继承和发掘中药这一宝贵的民族文化遗产，使其在疾病防治中更好地为大众服务，我们本着安全、有效、简便、经济和药物易找的原则，广泛收集各方资料，结合临床实践经验，精心编写了这本《补益中药食养一本通》。

本书撷取了常见中药 120 余种，按临床功效分为 15 大类，具有以下特点：

1. 将所选中药按其功效分为散热解表、清热解毒、祛湿健骨、芳香化湿等类别，精心介绍了每一味中药的性味、功效、选购及用药宜忌，并精选了常用妙方及药膳，供读者查阅。

2. 每味中药均配有图片，以利读者识别和应用。

3. 本书所选方药均经由临床医师、药师审阅，与临床关系不大的内容均未记载。

中药学是一门博大精深的学科，"药食同源"的理论更是我们的祖先在漫长的生活实践中发现并总结出来的智慧结晶。本书旨在让广大读者认识中药食疗养生的基本知识，让中药食养真正走进人们的日常生活中，为人们带去健康和快乐。本书所列方药需在专业医生的指导下服用。

编　者

C O N T E N T S 目录

第 一 章

散热解表

第 二 章

清热解毒

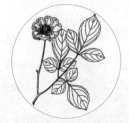 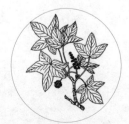 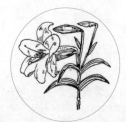

补益中药食养一本通

第 三 章

祛湿健骨

第 四 章

芳香化湿

第 五 章

祛湿利尿

第 六 章

泻下通便

补益中药食养一本通

第七章

消食化积

第八章

收敛固涩

第九章

温中暖胃

补益中药食养一本通

第十章

平肝息风

第十一章

平喘止咳

第十二章

行气止痛

补益中药食养一本通

第 十三 章

凉血止血

第 十四 章

安神益智

第 十五 章
补益虚损

补益中药食养一本通

第一章

散热解表

桂枝 发汗解肌，温通经脉

简介 桂枝，又名柳桂、桂树枝、肉桂枝。为樟科常绿乔木肉桂的嫩枝。产于广东、广西、云南等地。

性味归经

性温，味辛、甘。归心、脾、膀胱经。

功效主治

发汗解肌，温通经脉，助阳化气。主治外感风寒所致的头痛、发热、恶寒以及风湿痹痛等症。

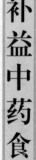

选购储存

以幼嫩、色棕红、气香者为佳。置于通风、干燥处，防潮、防蛀。

用药宜忌

3～10克，水煎服。

热病、阴虚火旺、出血、孕妇、月经过多者忌用或慎用。不可与赤石脂、白石脂一同使用。不宜水浸太久，也不宜久煎，以免挥发油散失。

妙方精选

遗精：桂枝、芍药、生姜、龙骨、牡蛎各10克，甘草6克，红枣12枚。水煎，分3次服。

外感风寒：麻黄、白芍、桂枝、干姜各9克，细辛3克，五味子6克，半夏12克，甘草6克。水煎，分2次服。

坐骨神经痛：桂枝15克，生川乌、生草乌各30克。上药共为细末，加精盐125克，炒至精盐变成深黄色，加少量白酒，立即用布包裹，熨压痛点，或沿患侧坐骨神经分布区熨治。每天熨压2~3次，每次10~15分钟，10天为1个疗程。

冻疮：桂枝60克，加清水1000毫升。武火煎煮，煮沸后10分钟取下，盆装候温（以能忍受，不烫伤皮肤为度，药渣保留，以便下次连同旧汤复煎使用），立即将患肢浸于药液中，边洗边对患处略加按摩。每次大约浸洗10~15分钟，每日早、晚各1次。

皮肤瘙痒病：大枣12枚，桂枝6克，干姜9克，共煎取汁，每日1次，代茶饮。

补益药膳

桂枝葱白粥

原料 桂枝、白芍、生姜各10克，红枣15克，葱白30克，粳米60克，白糖15克。

做法 将桂枝、白芍、生姜、红枣洗净，放入锅中加水适量，置大火上烧沸，继续熬10~15分钟，滤渣取汁。放入淘净的粳米，熬成粥，加入葱白，调入白糖，搅拌均匀。

功效 发表解肌、调和营卫。适用于外感风寒、头痛发热。

桂枝葛根汤

原料 桂枝、芍药、生姜各9克，葛根12克，甘草、红枣各6克。

做法 将上述药物一同放入砂锅中，加水煎煮30分钟，取汁即可。每日1剂，分2次温服。

功效 主治外感风寒表虚、发热、恶风等症。

芪蛇肉

原料 北黄芪60克，南蛇肉250克，桃仁10克，桂枝6克，植物油、精盐各适量。

做法 将北黄芪、桃仁、桂枝用新纱布包住，与蛇肉同入砂锅，加清水适量。置文火上炖煮1小时，取出药包，加植物油、精盐调味。分2次吃肉喝汤，每周3剂。

功效 此方益气、活络、息风，适用于气虚阻络所致的半身不遂等症。

补益中药食养 一本通

桑叶　疏风清热，止咳清肺

简介 桑叶又名黄桑、家桑、荆桑、冬桑叶、霜桑叶、铁扇子。为桑科落叶小乔木桑树的干燥叶。经霜后采收，晒干。主产于安徽、浙江、江苏、四川、湖南等地。

性味归经
性寒，味甘、苦。归肺、肝经。

功效主治
疏风清热，清肺止咳，清肝明目。用于治疗风热感冒、肺热咳嗽、目赤涩痛、咽痛牙痛及肝阴不足、眼目昏花等症。

选购储存
以叶片完整、大而厚、色黄绿、质扎手者为佳。贮置于阴凉干燥处，防潮，防蛀。

用药宜忌
水煎服可入丸、散，每次 4.5 ~ 9 克。肝燥者忌用。

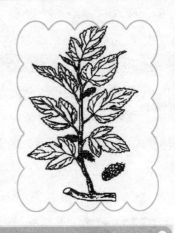

妙方精选

高血压眩晕：桑叶 30 克，黄菊茶 10 克。洗净入砂锅，加水适量，小火煎煮，去渣取汁。口服，每日 2 次。

咽喉肿痛：桑叶 10 ~ 15 克。水煎服。

黄褐斑：采冬桑叶 500 克，干燥备用。每日取 15 克，沸水浸泡，代茶饮。

神经衰弱：桑叶、核桃仁、黑芝麻各 30 克。一起捣泥为丸，每丸重 9 克，每次服 1 丸，每日 2 次。

桑菊饮

原料 桑叶、菊花各6克，白糖20克。

做法 将桑叶、菊花去杂质，洗净，放入大杯内，加入白糖，冲入沸水250毫升，浸泡5分钟即成。

功效 疏风清热，清肝明目，降血压。

桑叶丝瓜花饮

原料 桑叶20克，丝瓜花10克。

做法 将桑叶、丝瓜花洗净，放入茶盅内，加开水冲泡，盖上盖，浸泡几分钟即可。服用时，拣去桑叶、丝瓜花不用，趁热饮用，每日3次。

功效 清肺平喘，降血糖。适用于肺热型支气管炎（咳吐黄痰、喘息、胸痛、口燥）、糖尿病等症。

竹茹桑叶茶

原料 竹茹5克，桑叶6克，炒谷芽9克。

做法 先将以上几味药洗净，备用。锅中加入适量水，下备好的药材，煎汁，去渣留汁，代茶饮。

功效 清热除烦，健胃消食。

薄荷 疏风清热，消暑透疹

简介 薄荷，又名蕃荷菜、升阳菜、薄苛。为唇形科植物薄荷或家薄荷的全草或叶。产于江苏、浙江、江西。

性味归经

性凉，味辛。归肺、肝经。

功效主治

疏风清热，清利咽喉，消暑透疹。适用于风热感冒、温病初起、风热头痛、目赤、咽喉肿痛、口疮、麻疹不透、风疹瘙痒、肝郁胸闷等症。

选购储存

以叶多、色绿、气味浓者为佳。置阴凉、干燥处保存。

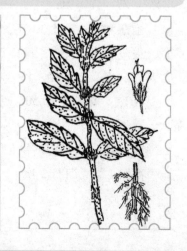

用药宜忌

每日 2～10 克，水煎或入丸、散。

血虚眩晕、阴虚发热者均应慎服；表虚自汗、哺乳期的妇女应忌服。孕妇忌过量食用。饮薄荷汤、茶，忌久煮。

妙方精选

风热痰多：薄荷适量，研末，炼蜜制芡子大丸，每次含嘴里一丸。

小儿感冒：鲜薄荷 5 克，钩藤、贝母各 3 克，水煎服。

发热头痛，咽痛咳嗽：薄荷、黑栀子、桔梗各 10 克，连翘 12 克，甘草 6 克，水煎服。

慢性肝炎：藿香（后下）、薄荷（后下）、五味子各 6 克，车前子（包煎）、龙葵、马鞭叶各 30 克，生大黄（后下）3 克，飞滑石（包煎）、生薏苡仁各 15 克，云苓、枸杞子、白芍各 12 克，水煎，每日 1 剂，分 2 次温服。

补益药膳

薄荷粥

原料 薄荷 6 克，白米 30 克。冰糖少许。

做法 把薄荷加水稍煮，滤取出约 150 毫升的药汁备用。将白米加水煮成稀粥，调入薄荷汁，再稍煮，加入少许冰糖调味即可。每日早、晚服食 2 次，温热食用。

功效 疏风散热，辛凉解表。主治风热型小儿上呼吸道感染，如发热、微恶风寒、咳嗽、咽喉肿痛等。

佩香薄荷茶

原料 佩兰、藿香各 20 克，薄荷 10 克，白糖适量。

做法 将佩兰、藿香、薄荷一同放入锅中，加入 2000 克水煎煮 20 分钟，取汁加入白糖，搅拌至白糖溶化，凉凉即可。每日 1 剂，不拘时代茶饮用。

功效 清热解毒，化浊辟秽。适用于胸闷烦渴、小便赤短等，同时也是很好的防暑佳品。

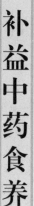

白芷 解表祛风，通窍止痛

简介 白芷，又名香棒。为伞形科植物白芷等的根。产于长江以北各省。药材于秋季叶黄时采挖，晒干切片入药。

性味归经

性温，味辛。归肺、胃经。

功效主治

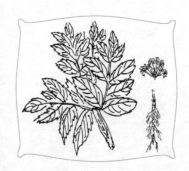

解表，祛风燥湿，消肿排脓，通窍止痛。用于感冒头痛、眉棱骨痛、鼻塞、鼻渊、牙痛、白带、疮疡肿毒等症。

选购储存

以根条粗大、皮细、粉性足、香气浓者为佳。贮置阴凉干燥处，防潮，防蛀。

用药宜忌

水煎服或入丸、散，5~15克。

辛散温燥，阴虚血热者忌服。服用过量白芷可引起中毒反应。其临床表现为恶心、呕吐、头晕、气短、出汗、血压升高、烦躁等。严重者最终可因呼吸中枢麻痹而死亡。个别患者使用白芷可引起过敏反应，采挖时，更易引起接触性皮炎。

妙方精选

脚气：白芷、芥子各等份，研为细末，用姜和匀，涂在脚气患处。效果很好。

痔疮出血：香白芷适量，研为细末。每服6克，用米汤饮下即可。

胃痛：白芷30~60克，甘草10~30克，水煎服，每天1剂。

头屑多：白芷、藁本各等份，研为末，夜间干擦于头上，清晨梳去，头屑自除。

补益药膳

白芷鲜藕汤

原料 白芷 15 克，鲜藕 300 克，料酒 10 克，香油 20 克，姜、葱、精盐、味精各适量。

做法 将白芷润透，切片；鲜藕去皮，洗净，切薄片；姜切片，葱切段。将鲜藕、白芷、姜、葱、料酒同放炖锅内，加水 1800 毫升，置武火上烧沸，再用文火炖 35 分钟，加入精盐、味精、香油即成。

功效 生血，活血，养颜。

白芷枸杞鲤鱼汤

原料 鲤鱼 1 条，白芷 5 克，枸杞子 10 克，料酒、精盐各适量。

做法 鲤鱼剖洗干净，白芷、枸杞子分别洗净。砂锅置火上，加适量清水，放入鲤鱼，大火煮沸，加料酒、白芷，用小火煮 40 分钟。放入枸杞子，继续煮 5 分钟，用精盐调味即可。吃肉喝汤，每周 1～2 次。

功效 鲤鱼可健脾开胃，止咳平喘，安胎通乳。

芩芷茶

原料 黄芩（酒浸炒）、白芷各 30 克，茶叶 6 克。

做法 黄芩、白芷同碾成细末；茶叶置于保温瓶中，冲入沸水闷 10 分钟左右；取茶叶，趁热兑入药末 10～12 克，搅匀即可饮用。

功效 祛风止痛，清热燥湿。

葛根　升阳解肌，除烦止渴

简介 葛根，又名干葛、甘葛、粉葛、葛麻茹、葛条根、黄葛根、葛子根。为豆科多年生落叶藤本植物野葛的根。主产于浙江、四川、湖南等地。

性味归经

性凉，味甘、辛。归脾、胃经。

功效主治

升阳解肌，透疹止泻，除烦止温。治伤寒、湿热头痛项强、烦热消渴、泄泻、痢疾、斑疹不透、高血压、心绞痛、耳聋等症。

右侧竖排：补益中药食养 一本通

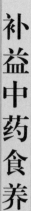
补益中药食养
一本通

以块大、质坚实、色白、粉性足、纤维少者为佳。放容器内，置于阴凉、干燥处保存，注意防霉、防蛀。

用药宜忌

葛根，15～30克，水煎服。葛花，10～15克，水煎服。

多服损伤胃气。胃寒、气虚而热郁于胃者慎用。

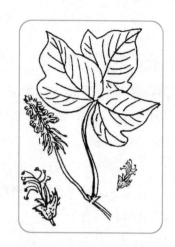

妙方精选

酒精中毒：葛花配鲜萝卜，煎汁饮服。

跌打损伤：葛根100克，加水浓煎。先热敷患处30分钟，后浸洗患处。

小儿风热呕吐：葛根30克，加水1500毫升，煎取汁，去渣，下粳米100克，煮粥食之。

烦躁热渴：水浸栗米，一夜后取水100毫升，拌入葛根粉120克，煮熟，加米汤同服。

补益药膳

葛根桂枝酒

原料 葛根50克，桂枝、丹参各30克，炒白芍50克，甘草10克，白酒500毫升。

做法 将前五味药捣碎，置容器中，加入白酒，密封。浸泡5～7日后，过滤去渣即成。

功效 祛风通络，舒筋缓急。

葛根饮

原料 葛根、麦冬各9克，牛奶5克。

做法 把葛根、麦冬洗净，用100毫升水煎煮25分钟，滗出汁液，再加入50毫升水煎煮25分钟，除去葛根和麦冬。把药液与牛奶搅匀，用中火烧沸即成。

功效 滋阴补肾，生津止渴。适合下消型糖尿病患者饮用。

葛根绿豆菊花粥

原料 粳米100克，绿豆60克，

菊花10克，葛根（干）30克。

做法 菊花冲洗干净后装入纱布袋中，将布袋扎口后放入锅内加水熬汁，最后取汁去纱布袋；绿豆洗净，在冷水中浸泡约30分钟；粳米洗净，浸泡约1小时；葛根研取粉末加水调为糊状备用。锅中加入适量水，放入绿豆大火煮沸，然后转小火将绿豆煮至开花。将粳米和菊花汁加入绿豆锅中，煮至粳米熟烂，然后下入葛根粉搅匀即可。

功效 本品有生津止渴、生阳止泻之功效。尤其适用于口渴、头痛、肠胃不适等患者服用。

牛蒡子 散风宜肺，清热解毒

简介 牛蒡子，又名恶实、大力子、鼠黏子、牛子。为菊科植物牛蒡的干燥成熟果实。产于全国各地。

性味归经

性寒，味辛、苦。归肺、胃经。

功效主治

散风宜肺，清热解毒。用于治疗风温热毒、咽喉肿痛、感冒咳嗽、痰吐不利、麻疹风疹、疮痈肿毒等症。

选购储存

以粒大、饱满、外皮灰褐者为佳。置通风干燥处。

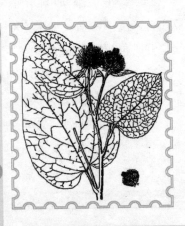

用药宜忌

煎剂，口服每次6～12克，或入丸散。

牛蒡子能滑肠，气虚便溏者忌用。

妙方精选

感冒咳嗽：牛蒡子、紫菀、前胡、杏仁、防风各10克，甘草6克。一起用水煎服。

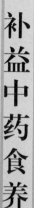

补益中药食养一本通

咽喉肿痛：牛蒡子、板蓝根各15克，桔梗6克，薄荷、甘草各3克。一起用水煎服。

习惯性便秘：生牛蒡子（捣碎）15克，开水500毫升冲泡20分钟。代茶饮服，每天3次。10天为1个疗程。

偏头痛：牛蒡子炒研末，每次用开水冲服15克，白酒为引，每日1次，服后盖被取汗。

鼻炎、鼻窦炎：牛蒡子20克，水煎频服，每天1剂。

补益药膳

牛蒡粥

原料 牛蒡子20克打碎（或牛蒡根30克），粳米60克，白糖适量。

做法 牛蒡子煎汁，取汁100克。粳米洗净入锅，加水500克，旺火烧开，再转文火熬成稀粥，加入牛蒡子汁，混匀，加白糖调味即成。日服1剂，分数次温服。

功效 疏风散热，宣肺透疹，解毒消肿。适用于腮腺炎、咽喉炎、扁桃体炎以及麻疹透发不畅等。

牛蒡子汤

原料 牛蒡子12克，鸡皮糙山药45克，柿霜饼18克。

做法 鸡皮糙山药、牛蒡子冲洗干净，加水同煮，然后滤渣取汁。将柿霜饼与药汁同煮至熟烂即可。

功效 平喘止咳、清肺益脾。特别适用于肺脾气阴不足引起的咳嗽、喘逆等症。

牛蒡子桔梗冰糖水

原料 牛蒡子、桔梗各10克，岗梅根30克，胖大海5枚，冰糖适量。

做法 将上述材料混合，用适量的清水煎服。

功效 主治扁桃体肿大、急性咽喉炎、咽喉肿痛、声音嘶哑、口干、喉痒等症。

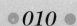

补益中药食养 一本通

紫苏 散寒解表，理气宽中

简介 紫苏，又名赤苏、红苏。为唇形科一年生植物紫苏的带叶嫩枝。全国均产。夏秋花初长出时采割，阴干切段入药。

性味归经

性温，味辛。归肺、脾经。

功效主治

散寒解表，理气宽中。用于治疗外感风寒以及脾胃气滞引起的诸症。

选购储存

以紫色、不带枝梗、叶片大、香气浓郁者为佳。置阴凉干燥处保存。

用药宜忌

每次取 3~9 克，用水煎内服。

阴虚久咳、便秘、气虚、温热病、脾虚便溏者要忌食。

妙方精选

口臭：紫苏子 10 克，煮水，每天 3 餐后用汁漱口。

风热感冒：紫苏、荆芥各 15 克，大青叶、四季青、鸭跖草各 30 克，水煎浓汁，每日 3~4 次。

乳腺炎：紫苏煎汤频服。同时捣烂敷于乳房。

呕吐：紫苏叶 15 克，黄连 6 克。水煎服。每日 1 剂，分 2 次服。

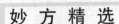
补益药膳

枸杞紫苏米粥

原料 枸杞子 15 克，紫苏叶 20 克，粳米 100 克。

做法 紫苏叶去杂质洗净；粳米洗净；枸杞子洗净。粳米，紫苏叶同放锅内，加水 800 毫升，置大火上烧沸，然后改用小火煮 35 分钟，加入枸杞子即成。

功效 健脾胃，美容颜，减肥。

山楂紫苏米粥

原料 紫苏叶、山楂、粳米各适量。

做法 山楂、粳米、紫苏叶同洗净放锅内，加水 800 毫升，置大火上烧沸，再用小火煮 35 分钟即成。

功效 纳食开胃，美容养颜。

姜苏红糖饮

原料 生姜、紫苏叶各 3 克，红糖 15 克。

做法 生姜洗净切丝，紫苏叶洗净，合并装入茶杯内，加沸水冲泡，盖上杯盖浸泡 5～10 分钟后，放入红糖搅匀即成。每日 1～2 次。

功效 发汗解表，祛寒健胃。

菊花　散风清热，平肝明目

简介 菊花，又名怀菊花、杭菊、白菊花、甘菊花、茶菊、金蕊、金精、贡菊。为菊科植物菊的干燥头状花序。主产于浙江、安徽、河南、四川等地。

性味归经

性凉，味甘、微苦。归肺、肝经。

功效主治

平肝明目、除烦去躁、散风清热。可治头痛眩晕、目赤肿痛、风热感冒、眼目昏花等病症。

选购储存

以花朵完整、气味清香、颜色鲜艳、无杂质者为佳。置于有盖容器内保存，防蛀、防潮。

用药宜忌

10～15 克，水煎服。外用适量。

脾胃虚寒者不宜服用。

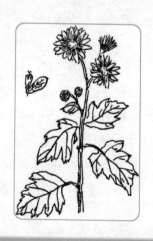

妙方精选

醉酒不醒：九月九日的黄菊花，研为细末，饮服一茶匙即醒。

高血压：菊花、槐花、绿茶各3克。开水冲泡，每日代茶饮即可。

妇女阴肿：甘菊花捣烂煎汤，趁热先熏后洗。

视物模糊：菊花、枸杞子各9克，水煎服或代茶饮。

补益药膳

菊花粥

原料 菊花末20克，粳米100克。

做法 菊花去蒂，研细末，备用；粳米放入加有适量清水的锅中，先用大火烧沸，再改用小火慢熬；待成粥状时调入菊花末，稍煮片刻即可。

功效 清热疏风，清肝明目。

菊花肉丝

原料 猪瘦肉200克，菊花10克，精盐、味精、酱油、淀粉、植物油各适量。

做法 将猪瘦肉洗净，切为细丝，肉丝加入淀粉、精盐、酱油拌匀备用；菊花用温水泡开。锅中加入适量油烧热，下肉丝炒熟，然后捞出沥油；将菊花加入肉丝中，撒入精盐，味精拌匀即可。

功效 清热，补血，健脾养胃。尤其适用于多病体虚、贫血等患者食用。

菊花山楂茶

原料 菊花、山楂、金银花各10克。

做法 将菊花、山楂、金银花用适量的清水煎服。代茶饮用，或研末冲水饮用。

功效 清凉降压，化淤消脂，减肥轻身。尤其适用于高血脂、高血压、肥胖患者饮用。

菊花老鸭汤

原料 菊花10克，枸杞子12克，冬虫夏草5克，西洋参5片，老鸭1只。

做法 将菊花、枸杞子用水浸泡，把去皮的老鸭、冬虫夏草、西洋参放在砂锅里炖，小火炖到六七分熟时，倒入泡发好的菊花和枸杞子，继续用小火炖熟。

功效 补气，补力，除燥，解毒。

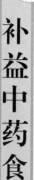

生姜　散寒解表，温中止咳

简介 生姜，又名鲜姜、老姜。为姜科多年生草本植物姜的根茎。全国大部分地区均有栽培。主产于四川、广东、山东、陕西等地。

性味归经

性微温，味辛。归肺、脾、胃经。

功效主治

散寒解表，温中止咳，化痰解毒。主治痰喘胀满、冷痢腹痛、狐臭、蛔虫等症。

选购储存

以外皮呈灰黄色、质地坚实、断面少筋者为佳。用纸保鲜膜包装，存放在 11～14℃的环境即可。

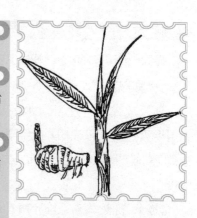

用药宜忌

3～9 克，水煎服，或捣汁外用，敷搽患处，或炒热熨。

凡属阴虚内热、内火偏盛之人忌食，糖尿病患者及干燥综合征者忌食。

妙方精选

胃虚风热：取姜汁半杯，生地黄汁少许，加蜜 1 匙、水 40 毫升，调匀服。

闪扭手足：生姜、葱白捣烂后和面炒热敷患处。

寒热痰嗽：发作时烧 1 块姜含咽之。

两耳冻疮：用生姜汁熬膏涂搽。

补益药膳

当归生姜羊肉汤

原料 当归、生姜各 15 克，羊肉 200 克，葱花、胡椒粉、猪油、味精、精盐各适量。

做法 将生姜切片，羊肉切小

块，当归切薄片，三味同放锅内加清水适量煮汤。待羊肉熟烂后再放葱花、胡椒粉、猪油、味精、精盐调味，饮汤食肉。

功效 此汤有补血调血、散寒开胃、益气健脾、温经止痛之功效，适用于治疗所有妇科疾病。

生姜甘草汤

原料 生姜6克，炙甘草12克。

做法 将两味放入砂锅中，加水煎煮30分钟，取汁即成。每日1剂，分2次温服。

功效 主治伤寒所致的四肢冰冷、咽喉干燥、小便频繁、头晕目眩等症。

生姜蒸鲫鱼

原料 生姜20克，鲫鱼250克，精盐、味精各2克，料酒5毫升，葱丝6克。

做法 蒸至鱼肉熟透即可。佐餐食用。

功效 温中解表，散寒止咳。

柴胡　清热解表，疏肝解郁

简介 柴胡，又名茈胡、地熏、山菜、茹草、柴草等。为伞形科植物柴胡狭叶柴胡的根，产于全国各地。药材于春秋采挖，洗净晒干切片入药。

性味归经

性微寒，味苦、辛。归肝、胆经。

功效主治

具有清热解表、和解少阳、疏肝解郁、升阳举陷的功能。治外感发热、寒热往来、疟疾、黄疸、胸胁胀痛、头痛目赤、耳聋口苦、月经不调等症。

选购储存

以条粗长和均匀、皮细、质坚实、外皮灰黄色、断面黄白色者为佳。置于通风、干燥处保存，防潮、防蛀。

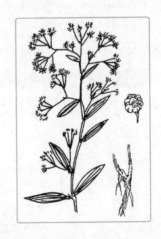

补益中药食养一本通

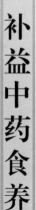

用药宜忌

3~10 克，水煎服。退热生用，疏肝醋炙。

本品性能升散，故真阴亏损、肝阳上升者忌服。

妙方精选

伤寒发热（伤寒之后，体瘦肌热）：柴胡 124 克，甘草 31 克，每次水煎 9 克服之。

眼睛昏暗：柴胡 6 铢（一铢约合今制 0.67 克），决明子 18 铢，共研为末，人乳调匀，敷眼上即可。

虚劳发热：柴胡、人参各等份，每次取 15 克，加姜枣同水一起煎服。

痱子：柴胡、薄荷各 20 克，水煎外洗。

补益药膳

小柴胡汤

原料 柴胡 12 克，人参、黄芩、生姜、半夏各 9 克，炙甘草 6 克，红枣 5 克。

做法 将诸药一同放入砂锅中，水煎 30 分钟，取汁即可。每日 1 剂，分 2 次温服。

功效 主治伤寒少阳、寒热往来所致的口苦、咽干、目眩、呕吐等症。

大柴胡汤

原料 柴胡、生姜各 15 克，黄芩、芍药、半夏、枳实各 9 克，大黄 6 克，红枣 5 克。

做法 将以上药物同放入药锅中，水煎 10 分钟，取汁即成，每日 1 剂，分 2 次温服。

功效 主治胸胁膈满、呕吐不止、大便不解等症。

柴胡烧茄子

原料 柴胡液 10 克，莴笋 250 克，精盐、味精各 2 克，葱花、姜末、大蒜各 6 克，酱油、料酒各 5 毫升，白糖 10 克。

做法 将以上原料按个人口味烧制，佐餐食用。

功效 清热解表。主治外感发热。

第二章

清热解毒

栀子 清热利湿，凉血解毒

简介 栀子，又名黄栀子、山栀子、大红栀。为茜草科植物栀子的干燥成熟果实。产于湖南、江西、湖北、浙江、福建等地。

性味归经

性寒，味苦。归心、肝、胃、三焦经。

功效主治

泻火除烦，清热利湿，凉血解毒。用于热病心烦、黄疸尿赤、血淋涩痛、血热吐衄、目赤肿痛、火毒疮疡；外治扭挫伤痛。

选购储存

以个小、完整、皮薄、仁饱满、内外色红黄褐者为佳。放木箱或其他容器内，置于干燥处。

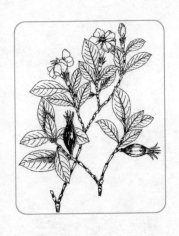

用药宜忌

内服：水煎服，每次 6~10 克。外用：适量，生药碾末，醋调外敷。脾虚便溏者忌服。

妙方精选

酒渣鼻：山栀子、凌霄花各等份，研为细末，每天饭后以茶调服 1 克，1 日 2 次。

跌打损伤：桃仁、生栀子、大黄、降南香各适量，共研末，以米酒调匀后敷于患处。

胃炎：栀子、豆豉各12克。水煎服。

风寒湿痹：桂枝、制附子、生姜各9克，炙甘草6克，大枣4枚，用水煎服。

补益药膳

栀子柏皮汤

原料 肥栀子15克，黄柏6克，甘草3克。

做法 将三味放入砂锅中，水煎30分钟，取汁即成。每日1剂，分2次温服。

功效 主治口渴心烦、发热等症。

栀子仁粥

原料 栀子仁3~5克，粳米50~100克。

做法 将栀子仁碾成细末备用。用粳米煮稀粥，待粥将成时，调入栀子末稍煮即成。空腹食用，每日服食2次，2~3天为1个疗程。

功效 清热泻火，适用于黄疸性肝炎、胆囊炎以及目赤肿痛、急性结膜炎等。

栀子绿茶

原料 栀子、绿茶各3克。

做法 将两味一起放入杯中，以适量沸水闷泡15分钟左右，即可饮用。

无花果 清热解毒，利咽消肿

简介 无花果，又名天生子、映日果、蜜果。为桑科植物无花果的干燥花托。南方各地均有栽培。

性味归经

性平，味甘。归肺、胃经。

功效主治

清热解毒，利咽消肿，健胃，通乳。主治咽喉肿痛、燥咳声嘶、乳汁稀少、肠热便秘、食欲不振、消化不良、泄泻痢疾、痈肿、癣疾等症。

选购储存

以干燥、青黑色或暗棕色、无霉蛀者为佳。置通风干燥处，防霉、防蛀。

用药宜忌

煎服，15～30克；或生食1～2枚。外用适量，煎水洗、研末调敷或吹喉。

脑血管意外、脂肪肝、正常血钾性周期性麻痹等患者不宜食用无花果；大便溏薄者不宜生食。

妙方精选

咽喉疼痛：鲜无花果1～2枚，蜜枣2枚，隔水炖烂，加冰糖调服。

老年性便秘：鲜无花果1～2枚，睡前食用。

伤口不愈合：干无花果适量炒至焦黑，碾粉，敷患处。

久泻不止：干无花果30克（炒香），炮姜9克。一起用水煎服。

补益药膳

无花果炖猪蹄

原料 无花果200克，金针菜100克，猪蹄2只，生姜、胡椒、大蒜、葱花、精盐、味精各适量。

做法 猪蹄切成小块，加生姜、胡椒、大蒜和适量清水，与无花果一同煮炖至烂熟时，再放金针菜煮30分钟，加精盐、味精、葱花调味食用。

功效 清热解毒，通经下乳。

无花果炖老鸽

原料 老鸽1只，猪瘦肉100克，干猴头菇75克，无花果9克，料酒2茶匙。

做法 洗净的老鸽连同切好的猪瘦肉粒氽水；猴头菇、无花果用温水浸透发起。将上述食材放入炖盅，注入清水、料酒，入锅隔水用大火炖30

分钟，转小火炖 3 小时即可。

功效 滋养脾胃。

无花果米粥

原料 无花果 50 克，粳米 100 克，冰糖适量。

做法 无花果洗净切成碎末待用。粳米洗净加水煮粥，粥至黏稠时，放入无花果和冰糖适量，煮 30 分钟即成。

功效 健脾益气，养血通乳。

土茯苓 祛温解毒，通利关节

简介 土茯苓，又名白余粮、刺猪苓、仙遗粮、山猪粪、冷饭头、草禹余粮、毛尾薯。为百合科植物土茯苓的干燥根茎。主产于广东、湖南、湖北、浙江、四川、安徽等地。

性味归经

性平，味甘、涩。归肝、胃经。

功效主治

具有祛湿解毒、通利关节的功能。主治湿热淋浊、痈肿、带下、疥癣、瘰疬、梅毒、筋骨疼痛等症。

选购储存

以夏、秋二季采收较好。除去残茎及须根，洗净泥土，干燥；或取新鲜者切成薄片，晾干生用。

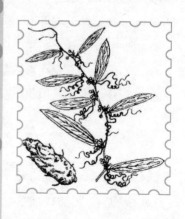

用药宜忌

内服：煎汤或入丸、散，或蒸露、酿酒，每次 10 ~ 60 克。外用：适量，碾末后调敷患处。

忌与茶同服。

妙方精选

痛风性关节炎：土茯苓、草薢各 20 克，黄柏、牡丹皮、当归、泽泻、薏苡仁、茯苓各 10 克，生甘草 5 克。每日 1 剂，水煎服。

小儿湿疹：土茯苓、黄芩、白鲜皮各 9 克，茵陈、薏苡仁各 12 克，山栀、苦参各 6 克，蝉蜕 3 克，紫草、生石膏各 10 克。每日 1 剂，水煎服。外洗方，土茯苓、地肤子、苦参各 30 克，白矾 6 克，马齿苋 60 克，蛇床子 15 克。煎液，浓度为 15%～30%，每日洗浴 2 次，每次 20 分钟。均以 2 周为 1 个疗程。

脾虚湿重：土茯苓、扁豆各 30 克，薏苡仁 20 克，山药 15 克，大枣 12 枚。一起用水煎服。

筋骨疼痛：土茯苓 31 克（发热者可加黄芩、黄连，气虚加四君子汤，血虚加四物汤）。水煎代茶饮。

补益药膳

土茯苓猪骨汤

原料 猪脊骨 500 克，土茯苓 50～100 克。

做法 猪骨打碎，加水熬汤约 2 小时，去骨及浮油，剩下 3 大碗，下入土茯苓，再煎至 2 碗，去渣，每日 1 剂，分 2 次服。

功效 健脾利湿，补阴益精。适用于糖尿病。

苡仁土茯苓粥

原料 粳米 150 克，薏苡仁 50 克，土茯苓 50 克。

做法 将土茯苓用纱布包好，同粳米、薏苡仁同煮至米烂粥浓。挑去土茯苓，温服粥。

功效 主治肝胆湿热证。

地苓猪肉汤

原料 猪瘦肉 150 克，生地、土茯苓各 30 克。

做法 同入锅，加水适量煲汤服用。

功效 清热利湿。

金银花 清热解毒，散风热

简介 金银花，又名银花、双花、二花、二宝花、忍冬花、苏花。为忍冬科植物忍冬、红腺忍冬、山银花、毛花柱忍冬的干燥花蕾。产于河南、河北、山东等省。

性味归经

性寒，味甘。归肺、心、胃经。

功效主治

清热，解毒，散风热。治丹毒、风热感冒、痈肿疔疮、热血毒痢、喉痹、温病发热等症。

选购储存

以花未开放、花蕾肥壮、色泽青绿微白、无枝叶、无黑头和油条、身干、有香气者为佳。木箱、纸箱或袋装，置阴凉干燥处，防潮、防蛀。

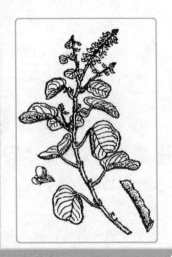

用药宜忌

煎服常用量 10～20 克，重症用量 50～100 克，外用适量。
脾胃虚寒、疮疡属阴证者应谨慎服用。

妙方精选

风热感冒：金银花 15 克，连翘 12 克，荆芥、薄荷、甘草各 6 克。水煎服。

咽喉肿痛：金银花、麦冬、桔梗各 15 克。水煎代茶饮。

声音嘶哑：金银花 15 克，栀子花 5 枚，甘草 6 克，浸泡于 500 毫升鲜蜂蜜内，1 周后食蜜。

痢疾：金银花 15 克，焙干研末，水调服。

补益中药食养一本通

补益药膳

金银花白米粥

原料 金银花 30 克，白米 50 克，白糖适量。

做法 将白米洗净，放入锅中，加入适量清水，并以小火熬煮。至粥快熟时，加入金银花，再重新煮沸，加入白糖即成。

功效 降压，聪耳明目。

金银花肉片汤

原料 金银花 20 克，猪瘦肉 250 克，料酒、生姜各 10 克，精盐、味精各 3 克，植物油 15 克，小白菜 100 克。

做法 将猪瘦肉洗净，切薄片；金银花、小白菜洗净；生姜切片。将炒锅置武火上烧热，加入植物油，烧至六成热，加入生姜爆香，加水适量，烧沸，下入猪瘦肉、金银花，煮熟后加入精盐、味精即成。

功效 补虚损，清热解毒。肠伤寒康复期饮用尤佳。

金银花甘草酒

原料 金银花 50 克，甘草 10 克，白酒适量。

做法 将金银花、甘草用适量清水煎后，再调入白酒，略煎，分 3 份即可。早、午、晚各服 1 份。

功效 可治疗疮肿、肺痈、肠痈等病症。

蒲公英　清热消肿，解毒利尿

简介 蒲公英，又名仆公英、凫公英、婆婆丁、黄花地丁、狗乳草。为菊科植物蒲公英及同属植物的干燥全草。产于全国各地。

性味归经

性平，味甘、微苦。归肝、肾、胃经。

功效主治

清热解毒，消肿散结，利尿通淋。主治急性乳腺炎、急性结膜炎、麦粒肿、急性阑尾炎、急性上呼吸道感染等症。

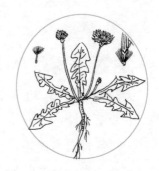

选购储存

以叶多、灰绿、根完整、花黄、无杂质者为佳。置于通风、干燥处保存，防潮、防蛀。

用药宜忌

9～15克，水煎服。外用鲜品适量。

阳虚外寒、脾胃虚弱者忌用。

妙方精选

痢疾、泄泻：鲜蒲公英100克，鲜败酱草50克，猪肠250克，水适量，大火煮沸，小火煮至肉熟，调味。

烧烫伤：鲜蒲公英200克，捣烂取汁，加入冰片10克，白糖适量，涂于烧伤处，适用于Ⅰ度、Ⅱ度烧伤。

痔疮出血：蒲公英、地榆各30克，焙干研末，用生姜、红枣汤送服，每次6克。

小便淋沥涩痛：蒲公英、茅根、金钱草各15克，水煎服。

补益药膳

银花蒲公英粥

原料 蒲公英、粳米各60克，金银花30克。

做法 水煎过滤留汁入粳米，煮成粥。

功效 适用于泌尿系统感染患者。

蒲公英大枣汤

原料 蒲公英、茵陈各50克，大枣10枚，白糖适量。

做法 将蒲公英、茵陈、大枣均洗净。锅置火上，加入适量清水，烧沸后，放入蒲公英、茵陈、大枣，用小火慢煎成汤，饮用时加入适量白糖即可。

功效 清热解毒，消肿散结。

蒲公英芦根米粥

原料 蒲公英30克，芦根40克，杏仁10克，粳米60克，冰糖适量。

做法 前三味药加水煎取药汁，去渣。粳米加入药汁煮成稀粥，入冰糖调味。每日1剂，可作小儿饭食，连用7日。

功效 清热解毒，肃肺止咳。

决明子　清热明目，润肠通便

简介 决明子，又名草决明、假绿豆、假花生、夜关门、马蹄决明子。为豆科植物决明或小决明的干燥、成熟种子。分布于长江以南各地。

性味归经

性微寒，味甘、苦、咸。归肝、大肠经。

功效主治

清热明目，润肠通便。叶的功效与种子相似。用于目赤肿痛、涩痛、羞明流泪、头痛眩晕、目暗不明、大便秘结等症。

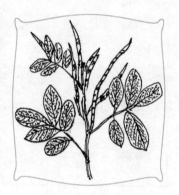

选购储存

以颗粒饱满均匀、表面为黄褐色者为佳。置于干燥通风处保存。

用药宜忌

9～15克，水煎服。

性寒降泄、脾虚泄泻或低血压者忌用。

妙方精选

高血压：决明子15克，夏枯草9克，水煎服。

习惯性便秘：决明子（炒）30克，捣碎、水煎，调入适量蜂蜜搅匀。早、晚各服1次。

眼睛红肿：取适量决明子（炒），研为细末，加入少许茶，均匀敷在太阳穴上，等药干就换，一夜肿消。

夜盲症：决明子、枸杞子各9克，猪肝适量和水煎，食肝服汤。

补益药膳

决明炖茄子

原料 决明子 10 克，茄子 2 个，精盐适量。

做法 先将决明子放入砂锅中加水适量煎煮，并滤取药汁备用。快炒茄子，并放入药汁及适量精盐，炖熟食之即可。

功效 清热通便。主治肠胃积热引起的便秘。

杞菊决明子茶

原料 枸杞子 10 克，菊花 3 克，决明子 20 克。

做法 将枸杞子、菊花、决明子同时放入较大的有盖杯中，用沸水冲泡，加盖，闷 15 分钟后可开始饮用。代茶，频频饮用，可冲泡 3~5 次。

功效 清肝泻火，养阴明目，降压降脂。

决明子粥

原料 决明子 10~15 克，白菊花 10 克，粳米 100 克。

做法 将决明子放入锅内，炒至微有香气时取出，待冷后与白菊花同煮，去渣取汁。用决明子熬出的汁和粳米同煮。粥成入冰糖，煮沸即可。

功效 清肝明目、消脂通便。适用于目赤红肿、怕光多泪、高血压、高血脂、习惯性便秘等症患者。

黄连　泻火解毒，燥湿除烦

简介 黄连，又名川连、鸡爪连、王连、支连。为毛茛科植物黄连或三角叶黄连、云连的干燥根茎。主产于长江流域，以四川产者品质最佳。初冬采挖，去净杂质和须根，晒干入药。

性味归经

性寒，味苦。归心、肝、胃、大肠经。

功效主治

清热，泻火解毒，燥湿除烦，止血。可用于各种热毒证、疮疡疔毒、目赤咽痛、心火亢盛所致的虚烦不眠及火盛迫血妄行的吐血、衄血等症状。

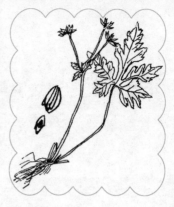

选购储存

以条肥壮、连珠形、质坚实、断面红黄色、无残茎及须根者为佳。置通风干燥处，防潮。

用药宜忌

煎服，2～5克。外用适量。

凡有胃虚呕恶、脾虚泄泻、五更肾泻者均慎服。此外，用药期间忌食猪肉。

妙方精选

牙痛：用黄连末搽痛处。

胃痛呕吐：人参18克，炒黄连、炙甘草、炮姜、桂枝各24克，碎半夏100毫升，红枣12枚，水煎服，每日1剂。

痢疾：黄连研细粉，每次服6克，每日服3次，吞服。

口舌生疮：用黄连煎酒，时时含漱。

补益药膳

黄连炒冬瓜

原料 黄连10克，冬瓜250克，精盐、味精各2克，酱油、料酒各5毫升，葱花、姜末各6克。

做法 炒制。佐餐食用。

黄连鸡子黄汤

原料 黄连10克，白芍20克，鸡蛋2个，阿胶50克。

做法 将黄连、白芍加水煮沸，滤取约150毫升药汁，去渣备用；鸡蛋取蛋黄备用；将阿胶以50毫升清水隔水蒸至溶化。再把药汁倒入阿胶中，用小火煎成膏，最后放入蛋黄拌匀。每次适量，每晚睡前服1次。

功效 养阴清火，交通心肾。主治心肾不交、平素失眠多梦、惊悸不安、恶闻人声、舌结不能言语、舌红苔薄黄等症。

黄连三子茶

原料 黄连5克，女贞子、枸杞子、沙苑子各10克。

做法 将几味放入保温杯中，以适量沸水冲泡，加盖焖15分钟左右即可饮用。

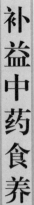

连翘 清热解毒，散结消肿

简介 连翘，又名旱连子、大翘子、空壳、黄奇丹。木犀科连翘的果实。河北、山西、陕西、河南、山东、安徽、湖北、四川等省均有出产。

性味归经

性微寒，味苦。归肺、心、小肠经。

功效主治

清热解毒，散结消肿。用于治疗热病烦渴、斑疹丹毒、痈疮肿毒、瘰疬乳痈及外感风热的辛凉感冒等症。

选购储存

青翘以色青绿、不开裂、无枝梗为佳；老翘以色黄、瓣大、壳厚、无种子者为佳。置于干燥通风处，防霉、防蛀。

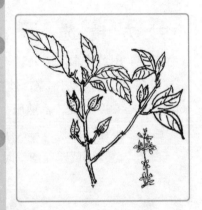

用药宜忌

水煎服，6~15克。
脾胃虚寒及气虚疮疡脓清者不宜用。

妙方精选

风疹：牛蒡子、连翘各9克，荆芥6克（用纱布包），水煎，加入白糖适量，代茶饮，每日1剂。

睾丸炎：当归、川芎各12克，连翘15克，白芷、防风、红花各9克，甘草、乳香各6克，细辛2.4克，水煎服。

外感风热、温病初起引起的发热：连翘15克，水煎30分钟，取汁，一日内分2~3次温服。

舌破生疮：连翘15克，黄檗9克，甘草6克，水煎含漱。

补益中药食养一本通

补益药膳

连翘炖银耳

原料 连翘 10 克，冰糖 15 克，水发银耳 200 克。

做法 炖至银耳软烂，出锅前加入冰糖即可。佐餐食用。

功效 通利五淋，疏散风热。

连翘银花饮

原料 连翘、金银花各 24 克，防风、荆芥、菊花各 20 克，薄荷 5 克，白糖适量。

做法 先将金银花、连翘、荆芥、防风、菊花冲洗。上药一同放入砂锅中，加适量水煮。煮沸后放入薄荷，先用小火煎 5 分钟去渣取汁，加白糖，分 2 次服下。

功效 本品适用于外感发热引起的耳鸣。

三味清热茶

原料 大青叶 10 克，板蓝根 15 克，连翘 9 克。

做法 将几味放入杯中，以适量沸水冲泡，加盖闷 20 分钟左右即可饮用。

功效 清热解毒，疏散风热。

板蓝根 解毒利咽，清热消斑

简介 板蓝根，又名靛根、靛青根、板蓝根。为十字花科植物菘蓝的干燥根。全国均有栽培。秋季采挖，晒干入药。

性味归经

性寒，味苦。归肝、胃、心经。

功效主治

清热解毒，凉血消斑。主要用于温毒斑疹、咽喉红烂、喉痹肿痛、丹毒、疮毒等症。

选购储存

以块大、质坚实、粗细均匀、色灰黄为佳。置于通风、干燥处保存，防蛀。

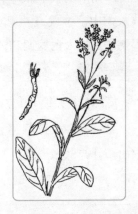

用药宜忌

水煎服，9～15克。

脾胃虚寒、无实热火毒者慎服。

妙方精选

防治感冒： 板蓝根 18 克，研粗末，水煎，代茶饮，或加羌活 9 克，水煎服；也可用板蓝根冲剂，每次冲服 1 包，每日 2 次，连续 3 日。

失眠： 板蓝根、大青叶各 20 克，绿茶 10 克，洗净，共研粗末，放入杯中，沸水冲泡，代茶饮。

慢性盆腔炎： 板蓝根 20 克，白茅根 25 克，车前草 15 克，功劳木 12 克，野菊花、金银花各 10 克，陈皮、甘草各 5 克，水煎服，连服 5～10 日。

咽干疼痛： 板蓝根 15 克，黄芩、黄柏、栀子各 10 克，胖大海 3 枚，水煎服。

补益药膳

板蓝根竹叶粥

原料 板蓝根 20 克，竹叶、莲子心各 10 克，糯米 150 克，白糖适量。

做法 将糯米淘洗后放入砂锅中，加入清水煮粥，至糯米半熟时，把洗净捣烂的板蓝根、竹叶、莲子心放入粥中，继续煮至糯米烂熟为止。喝粥时可加入白糖调和苦味。

板蓝根薏米粥

原料 板蓝根 100 克，薏米 150 克。

做法 将板蓝根煮沸半小时后，取出药汁与薏米煮粥。

功效 此方可治脸部及手脚部位发生的扁平疣。

板蓝根煮丝瓜

原料 板蓝根 20 克，丝瓜 250 克，精盐适量。

做法 将板蓝根洗净，丝瓜洗净、连皮切片，备用。砂锅内加清水适量，放入板蓝根、丝瓜片，大火煮沸，再改用小火煮 15 分钟至熟，去渣，加入精盐调味即可。

功效 凉血利咽。

第三章

祛湿健骨

五加皮 祛湿补肾，强筋骨

简介 五加皮，又名五加、五桂、白刺、木骨、追风使、南五加皮等。五加皮为五加科落叶小灌木细柱五加的干燥根皮。

性味归经

性温，味辛、苦。归肝、肾经。

功效主治

祛风湿，补肝肾，强筋骨。适用于风湿痹痛、四肢拘挛、腰膝无力、肝肾亏虚、腰膝酸软、筋骨痿软、先天不足、小儿发育迟缓等症；也可用于水肿、小便不利等。

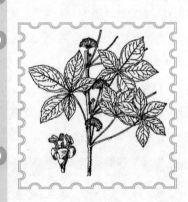

选购储存

以干燥、粗长、肉厚、气香、断面浅灰黄色、洁净、无木心者为佳。置于干燥处，防霉、防蛀。

用药宜忌

内服：煎汤或浸酒，或入丸、散，6~12克。外用：适量，研末敷于患处或煎水熏洗。

阴虚火旺者应谨慎服用。

妙方精选

阴虚火旺型失眠：五加皮15克，五味子6克。将五加皮、五味子同放茶杯内，冲入沸水，加盖闷 15 分钟即可。当茶饮用，随冲随饮，随时添加开水，每日 1 剂，可加糖调味。

骨折：五加皮、地骨皮各 30 克，另取小鸡 1 只，将肉捣烂与药粉混匀，骨折复位后外敷。

水肿、小便不利：五加皮、陈皮、生姜皮、茯苓皮、大腹皮各 9 克。水煎服。

筋骨疼痛：杜仲 12 克，五加皮 10 克，鸡血藤 9 克。水煎当茶饮，每日 1 剂，10 天为 1 个疗程。

补益药膳

五加麻黄酒

原料 五加皮、麻黄、制川乌、制草乌、乌梅、甘草、木瓜、红花各 20 克，60 度白酒 1000 毫升。

做法 以上八味药材切碎，置容器中，加入白酒，密封。浸泡 10 ～ 15 日，过滤去渣，再加白酒至 1000 毫升，静置 24 小时后，过滤即成。

功效 祛风除湿，舒筋活血。

五加皮牛肉烧

原料 五加皮、杜仲各 5 克，牛肉 250 克，胡萝卜、橄榄菜各 50 克，植物油、葱、料酒、淀粉、酱油、姜、香油、精盐各适量。

做法 将五加皮、杜仲以水煎汁；牛肉洗净切片；姜、葱洗净切末；胡萝卜洗净切片备用。橄榄菜洗净后切成大段，汆烫后加适量料酒、精盐拌匀后，捞出铺在盘底。牛肉中加入姜末、料酒、酱油、香油、淀粉搅拌均匀，然后腌渍 20 分钟左右。锅中加入适量油，下入葱爆香，加入腌好的牛肉一同拌炒，牛肉快熟时倒入药汁、胡萝卜片一起炒匀即成，放入橄榄菜盘内。

功效 本菜有强筋壮骨之功效，尤其适用于风湿、水肿等患者食用。

五加皮瘦肉粥

原料 五加皮 4.5 克，绞肉 31 克，白米半碗，葱、米酒、精盐各适量。

做法 香菇水发，切丝，葱切段，备用。锅中加适量水，放入五加皮煮药汁，用药汁煮粥。再将葱爆香，加入香菇丝、肉、米酒、精盐拌炒装盘备用。将所有材料放入粥锅中焖约 5 分钟即成。

功效 本品具有强关节、祛风湿的功效。

桑寄生　养血润筋，祛风通络

简介 桑寄生，又名桑上寄生、寄生树、寄生草、茑木。桑寄生科桑寄生的带叶茎枝。分布于广东、广西、云南、福建、江西、浙江等地。

性味归经
性平，味苦、甘。归肝、肾经。

功效主治
养血润筋，祛风通络。用于腰酸背痛、足膝酸软、风湿痹痛、肢节不利、血胎漏动、乳汁稀少等症。

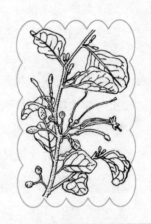

选购储存
以枝细、质嫩、红褐色、叶未脱落者为佳。置于阴凉、干燥处保存，注意防潮。

用药宜忌
10～20克，水煎服或入丸、散。

桑寄生去体内湿气，体内有火者忌用。

妙方精选

风湿腰痛：桑寄生12克，党参、秦艽、熟地黄、杜仲、牛膝各9克，独活、防风、当归、白芍、茯苓各6克，川芎、甘草各3克，细辛、桂心各1.5克。水煎服。

产后乳汁不下：桑寄生90克，锉碎捣筛。每次8克，水煎服。

腰酸膝软：桑寄生100克（切细），桑葚200克，浸入500毫升白酒中，浸泡1个月后，每日取酒20毫升饮服。

腰脊冷痛：桑寄生20克，水煎取汁，加甜酒酿30克，和匀服。

补益药膳

桑寄生黄鳝汤

原料 桑寄生 60 克，芦根 30 克，黄鳝 2 ~ 3 条，生姜、精盐各适量。

做法 桑寄生、芦根分别洗净，浸泡片刻；黄鳝宰杀洗净，切段；生姜洗净切片。锅中加入适量水，煮沸后下入桑寄生、芦根、生姜片和鳝段稍氽，然后捞入瓦煲中加水煲约 1 小时。食用前加入适量精盐调味即可。

功效 养胃健脾、祛风湿。尤其适用于体虚、腰膝酸软者服用。

寄生地归酒

原料 桑寄生、怀牛膝、熟地各 60 克，全当归、杜仲各 30 克，秦艽 60 克，白酒 2500 毫升。

做法 将前 6 味捣碎，入布袋，置容器中，加入白酒，密封。浸泡 14 日后，过滤去渣即成。

功效 补肝肾，强筋骨，祛风湿，活血通络。适用于腰膝酸痛、筋骨无力、风湿痹痛等症。

桑寄生麦冬蛋茶

原料 桑寄生 100 克，麦冬 30 克，鸡蛋 2 个，大枣 24 枚，冰糖适量。

做法 鸡蛋用水煮熟，去壳；大枣去核，洗净。麦冬浸洗，连同其他材料放入煲内，煮滚后改用中火煲一个半小时，放入冰糖调味即可。

功效 宁心，补血，养颜。适合虚不受补的产妇饮用。

丝瓜络 祛湿化痰，舒筋和血

简介 丝瓜络，又名丝瓜布。为葫芦科一年生攀援草本植物丝瓜的果络。主产于广东、广西、福建、台湾等省区，以浙江慈溪、江苏南通、苏州三地所产者质量佳。

性味归经

性寒，味甘。归肝、肺、胃经。

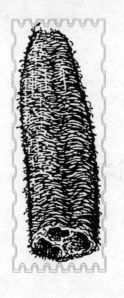

功效主治

祛湿舒筋和血，健脾利水，化痰止咳。治风湿肢体麻木、腰膝酸痛、血瘀血枯之月经不调、脾虚水肿咳嗽痰多、产后惊风等症。

选购储存

以茎条细、质韧、洁白、无残皮种子、无霉斑者为佳。放入干燥竹篓或蒲包内保存。

用药宜忌

15～30克（鲜品30～60克），水煎服；或烧存性，研末。外用适量，煅存性，研末，调敷。

丝瓜络煮的时间不宜过长，以免减轻药效。

补益中药食养一本通

妙方精选

斑秃：当归、制首乌、桑葚、女贞子、墨旱莲、郁金、枳壳各12克，黄芪、丹参各15克，远志、丝瓜络各9克，升麻6克，水煎服。每日1剂。

关节疼痛：丝瓜络300克，浸入白酒500毫升中，7日后饮用，每次1小杯。

胃下垂：丝瓜络100克，炒黄，研末，每次6克，每日3次，饭前30分钟用开水冲服。

补益药膳

丝瓜橘皮萝卜汤

原料 丝瓜络30克，橘皮络6克，萝卜子15克，葱白3根。

做法 水煎，代茶饮。

功效 理气行气，通络止痛。适用于伤气型胸胁损伤。

丝瓜去斑茶

原料 丝瓜络10克，白菊花10克，玫瑰花5克，红枣5枚。

做法 沸水冲服。

功效 祛风化痰，凉血解毒，通经络，行血脉。适于蝴蝶斑、黄褐斑。

丝瓜蜜汁

原料 丝瓜络50克，蜜糖适量。

做法 丝瓜络洗净，绞汁，然后放入锅内，加入蜜糖拌匀，隔水炖半小时，即可饮服。

功效 清热解毒，凉血平肝。

独活 祛风除湿，通痹止痛

简介 独活，又名胡王使者、独滑、长生草。为伞形科植物重齿毛当归的干燥根。主产于湖北、四川。夏秋采挖，洗净切片晒干入药。

性味归经

性温，味辛、苦。归肾、膀胱经。

功效主治

祛风除湿，通痹止痛。适用于风寒湿痹、筋骨挛曲、腰膝疼痛、少阴伏风头痛等症。

选购储存

以条粗壮、油润、香气浓郁者为佳。贮置通风干燥处，防潮、防蛀。

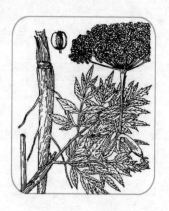

用药宜忌

3~10克。煎汤或入丸、散。

本品药性温燥，阴虚血亏及实热内盛者不宜。

妙方精选

膝关节痛：羌活、独活、威灵仙、松树针、狗脊各6克。水煎取液洗足，温药浸足，每天1次，每次15~30分钟，洗足后注意保暖。

中风口噤、身冷不知：独活15克，优质白酒200克。煎服。

齿根动痛：生地黄、独活各93克，上药切细，以酒200毫升渍一宿，含之。

产后中风、虚人不可服他药者：独活93克，加入600毫升水煮至200毫升，分服。经常饮酒者，也可以酒水煮食。

补益药膳

独活寄生酒

原料 独活 12 克，桑寄生、防风、川芎各 8 克，川牛膝、秦艽、白芍、党参各 12 克，当归、杜仲、生地各 20 克，茯苓 16 克，甘草、肉桂、细辛各 6 克，白酒 600 毫升。

做法 将以上药材分别捣碎，放在容器中，加入白酒，密封好，将药材浸泡 14 天后，去渣，随量饮用。

功效 本酒益肝肾、补气血、祛风湿、止痹痛。适用于腰膝酸痛、肢体麻木等患者。

独活乌豆汤

原料 独活 12 克，乌豆 60 克，米酒适量。

做法 将独活、乌豆放入水中，文火煎煮 2 小时，取汁，对入米酒。1 日内分 2 次温服。

功效 祛风湿，通络止痛。主治增生型脊柱炎，症见腰酸疼痛、关节拘挛。

独活人参酒

原料 独活 45 克，白鲜皮 15 克，羌活 30 克，人参 20 克，白酒适量。

做法 将前 4 味共研粗末，和匀备用。加入白酒适量，浸泡 5~7 日，过滤去渣即成。

功效 祛风湿，益气血。适用于产后中风、困乏多汗、体热头痛、风湿等症。

木瓜 和胃化湿，舒筋活络

简介 木瓜，又名木瓜实、川木瓜。木瓜为蔷薇科落叶灌木贴梗海棠和木瓜的成熟果实。主产于我国安徽、浙江、湖北、四川等地；尤以安徽宣城所产的"宣木瓜"质量最佳。

性味归经

性温，味酸。归肝、脾经。

功效主治

舒筋活络，和胃化湿。主治风湿痹痛、肢体酸重、筋脉拘挛、吐泻转筋、脚气水肿等症。

选购储存

以质坚实、肉厚、紫红色、皮皱味酸、气香者为佳。贮于有盖容器内，置于阴凉干燥处，防霉、防蛀。

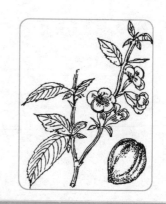

用药宜忌

内服煎汤，6～9克。外用适量，煮熟捣敷或鲜品捣敷。

忌铅、铁。腰膝无力、脾胃虚弱、积滞多、小便短赤者忌用。

妙方精选

偏正头痛：白矾、苏叶、木瓜、槟榔、防风各30克，煎汤1000毫升，趁热浸足，每日1次。10次为1个疗程。

足跟痛：制川乌、制草乌、木瓜、红花各30克，水煎约30分钟，温热后浸洗患处。每日2次，每日1剂。

风湿：木瓜、当归、赤芍、牡丹皮、防风、防己、秦艽各适量，水煎，用药汤清洗患处。

补益药膳

木瓜烧猪蹄

原料 木瓜30克，猪蹄1只，料酒10克，姜5克，葱10克，精盐3克，鸡精3克，鸡油30克。

做法 将木瓜洗净，切片；猪蹄去毛，剁成4块；姜切片，葱切段。将木瓜、猪蹄、料酒、姜、葱同放炖锅内，加水2500毫升，置武火上烧沸，再用文火炖45分钟，加入精盐、鸡精、鸡油即成。

功效 舒经活络，化湿和胃。适用于筋脉拘急、风湿痛、关节不利、脚气肿胀等症。

木瓜炖牛肉

原料 木瓜30克，牛肉300克，莴苣头100克，姜5克，葱10克，精盐3克，鸡精3克，鸡油30克，胡椒粉3克。

做法 将木瓜洗净，切薄片；牛肉洗净，切 3 厘米见方的块；姜切片，葱切段；莴苣头去皮，切 3 厘米见方的厚块。将牛肉、木瓜、莴苣头、料酒、姜、葱同放炖锅内，加水 1800 毫升，置武火上烧沸，再用文火炖 45 分钟，加入精盐、鸡精、胡椒粉即成。

功效 舒经活络，强筋健骨。适用于风湿疼痛、虚损、消渴、脾弱不运、痞积、水肿、腰膝酸软等症。

蜜汁木瓜汤

原料 木瓜 1 个，蜂蜜、生姜末各适量。

做法 木瓜去皮、切片，放入锅内，调入蜂蜜、生姜末。煮沸后转文火再煮 10 分钟，即可食用。

功效 祛风利湿，治疗风湿痹痛型类风湿关节炎。

防己　祛风止痛，利水消肿

简介 防己，又名汉防己、石蟾蜍、倒地拱、山乌龟、金丝吊鳖。为防己科植物粉防己的干燥根。分布于广东、广西、福建、台湾、浙江、安徽、江西、湖南等地。

性味归经
性寒，味苦、辛。归膀胱、肾、脾经。

功效主治
祛风止痛，利水消肿。用于风水肿胀、脚气浮肿、风湿痹痛、小便淋沥涩痛等症。

选购储存
以质坚实、粉性足、去净外皮者为佳。置于干燥处保存，防霉、防蛀。

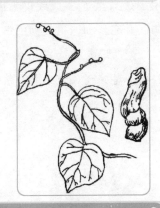

用药宜忌
5 ～ 10 克，水煎服或入丸、散。

防己性寒，故忌大量使用，否则会损伤胃气。此外，食欲不振及阴虚无湿热、自汗盗汗、口苦舌干、肾虚小水不利，及胎前产后血虚者均忌用。

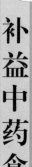

補益中藥食養 一本通

妙方精选

冠心病：用汉防己甲素静注 2~3 毫克/千克，加入生理盐水 20 毫升。日 2 次，共 2 周。

膀胱水肿：汉防己 6 克，车前、韭菜子、泽泻各 9 克。水煎服。

脚气肿痛：汉防己、木瓜、牛膝各 9 克，桂枝 1.5 克，枳壳 3 克。水煎服。

遗尿、小便涩：防己、葵子、防风各 31 克，水煎服。

补益药膳

防己薏苡赤豆汤

原料 桑枝 30 克，防己 12 克，薏苡仁 50 克，赤小豆 60 克，红糖适量。

做法 将所有药材冲洗干净，备用。再把洗净的药材一同放入砂锅内，加适量水。先用大火煮沸，再改用小火煮至赤小豆成粥，捞出桑枝、防己弃之，加适量红糖调食。

功效 本汤清热利湿消肿、宣通经络。适用于风湿热痹症、类风湿性关节炎、小便短赤、暑天湿热等症。阳虚之风湿痹症患者忌食。

防风粳米粥

原料 防风 20 克，防己 15 克，粳米 100 克，薏米 50 克。

做法 锅中加入适量清水，下防风、防己，水煎去渣取汁。用药汁煮粳米、薏米粥，分次食用。

功效 适用于风湿、关节疼痛患者食用。

第四章

芳香化湿

藿香 化湿散寒，去暑止吐

简介 藿香，又名土藿香、排香草、大叶薄荷。为唇形科植物广藿香或藿香的地上全草。主产于四川、江苏、云南、辽宁等地。药材于夏秋季采收，阴干切段入药。

性味归经

性微温，味辛。归脾、胃、肺经。

功效主治

化湿散寒，去暑止吐。主治中气不运、湿阻中焦引起的食欲不振、恶心呕吐以及暑月外感风寒所致的诸症。

选购储存

以茎枝粗壮结实、断面发绿、色青绿而叶多、香气浓郁者为佳。置于通风干燥处，防潮、防蛀。

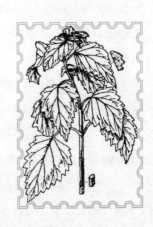

用药宜忌

内服：煎汤，3~9克；或入丸、散也可。外用：或煎水含漱，或研末调敷。

阴虚火旺、邪实便秘者禁服。此外，藿香为生发之物，不宜多服。

妙方精选

慢性鼻窦炎：藿香叶 5000 克，新鲜猪胆 1500 克，将藿香叶碾成细粉，过 120 目筛，取胆汁浓缩成浸膏 500 克，两者混合，拌匀加蜜，再加糖衣成丸即可。每次服此丸 10 克，每天 2～3 次，温开水送服。并配 1% 麻黄素或 20% 鱼腥草注射液点鼻，10 天为 1 个疗程。

口臭：广藿香 30 克，红茶 2 克，沸水冲泡 15 分钟，用汁水漱口或代茶饮。

胃炎（脾虚湿阻型）：藿香、白豆蔻、诃子各 6 克。共研末，每次取 3 克，姜汤送服。

冻疮：藿香叶、细茶各等份，烧成灰，以油调匀贴在冻疮处。

补益药膳

裹炸藿香卷

原料 藿香 250 克，豆腐 100 克，白菜叶 2 片，腐乳泥、香油、精盐、芝麻粉、姜椒泥、花椒面各适量。植物油 1500 克（实耗 80 克），蛋清糊 100 克。

做法 藿香洗净，入沸水锅烫过，沥干水分剁碎；豆腐捣成泥，与藿香放在一起，加入腐乳泥、香油、精盐、芝麻粉、姜椒泥，调匀成馅料；铺平一张白菜叶，抹上馅料滚卷 2 层至直径约为 1 寸；另一张白菜叶如上法卷好，同上蒸笼蒸透，取出冷却。锅内倒油烧热，将冷却的藿香卷切片。挂上蛋清糊，逐个下锅，炸至定型捞出，掰断粘连处；待油温升至八成热，再下锅炸至金黄色，捞出摆盘，撒上花椒面即可。

功效 外脆里嫩，香气诱人，又

兼具解暑、化湿、止吐、开胃之功效。

藿香饮

原料 藿香、木香、甘草各 5 克，菖根、茯苓、白术各 20 克，人参 15 克，白糖 20 克。

做法 将前 7 味药物放入炖杯内，加水适量，煎煮 25 分钟，去渣，留药液。在药液内加入白糖，搅匀即成。

功效 清热解毒，止泄泻，止呕吐。适合水样下痢、呕吐、发热肠炎患者饮用。

凉拌鲜藿香

原料 藿香 250 克，精盐、味精、酱油、香油各适量。

做法 将藿香鲜嫩叶择洗干净，沥干水分，备用；将藿香放入锅中用开水略焯一下，然后将其过凉水，沥干。藿香叶切为段，盛入盘中，加入精盐、味精、香油、酱油调味即可。

功效 祛暑解表。适用于腹痛、胸闷患者食用。

藿香鲫鱼

原料 鲫鱼500克，藿香30克，精盐、味精、豆瓣、蒜蓉、生姜、泡萝卜、野山椒各适量。

做法 鲫鱼洗净、去内脏，吸干水分，放入油锅中炸至呈金黄色，捞出沥油。锅内加油烧热，放入豆瓣、藿香、野山椒、蒜蓉、生姜、泡萝卜，炒香。放入鲫鱼，加精盐、味精煮入味即可。

功效 化湿和胃。

砂仁　化湿行气，温中止呕

简介 砂仁，又名缩砂仁、春砂仁、缩砂蜜、绿壳砂。为姜科植物阳春砂、绿壳砂、南海砂的干燥成熟果实。产于广东、广西、海南、福建、云南等地。

性味归经

性温，味辛。归脾、胃经。

功效主治

化湿行气，温中止呕止泻，安胎。主治脾胃气滞、湿阻中焦引起的诸症。还具有抗血小板凝聚、抗溃疡、镇痛的作用。

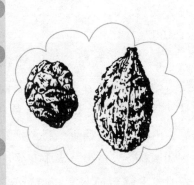

选购储存

均以坚实、仁饱满、气味浓厚者为佳，尤以阳春砂质量为优。置于阴凉干燥处。

用药宜忌

3～6克，水煎服或入丸、散。

腹痛胀满、胃呆食滞等宜生用；妊娠恶阻、胎动不安、腹痛泄泻、小便频数等宜盐炙用。阴虚有热者忌用。

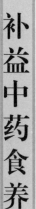

补益中药食养一本通

妙 方 精 选

小儿厌食: 砂仁、人参、莲子、扁豆、陈皮、茯苓、山药、白术、鸡内金、牡蛎各10克,甘草5克。水煎服,每日1剂,连服1个月。

胃脘痛: 砂仁10克,丹参30克,檀香6克,延胡索15克。随证加减。水煎服,每日1剂,分2次口服,15日为1个疗程。

腹泻: 砂仁10克,红糖50克。将砂仁用适量姜汁拌匀,再与红糖加水煎服。

慢性肾炎: 砂仁、蝼蛄各20克。将蝼蛄用瓦片焙干,再与砂仁共研为细末,每次3克,每日3次,用黄酒冲服。

补益药膳

砂仁鲫鱼

原料 大鲫鱼1000克,胡椒3克,辣椒、陈皮、小茴香、砂仁、荜拔各6克,葱50克,生姜20克,精盐10克,大蒜2瓣,花生油500克。

做法 胡椒略碎,同辣椒、陈皮、砂仁、荜拔、小茴香、葱段、姜片、蒜片用精盐和匀。鲫鱼去鳞、鳃、内脏,洗净沥干,将调拌好的药物和调料装入鱼腹。锅中花生油七成熟时,下鲫鱼煎制,待鱼色黄至熟,捞出沥油。另起热锅加熟油少许,煸姜、葱,注入清汤,调味,将鲫鱼下汤内略煮,待汤沸后即可食。

功效 补虚健脾,行气利水。适合脾胃虚弱、食少腹胀或脾胃虚寒、腹痛泄泻等症;对体虚而水湿停滞、小便不利的病人,亦宜食用。

砂仁鸡肉粥

原料 砂仁6克,鸡肉100克,粳米150克,精盐3克,料酒6克,味精3克。

做法 将鸡肉洗净,切成2厘米见方的块,用料酒、精盐腌渍;砂仁捣成细末。粳米淘洗干净,放入锅内,加水适量,置大火上烧沸,下入鸡肉块、砂仁末,再用小火煮40分钟,加入味精搅匀即成。

功效 补虚损,助消化。

砂仁香肚条

原料 猪肚100克,砂仁40克,香油、胡椒粉、花椒、姜、葱、精盐、料酒、味精、淀粉各适量。

做法 猪肚洗净,在沸水中余烫

5 分钟后捞出，刮去内膜后备用；姜洗净切片；葱洗净切段。另取锅，加入适量水，放入猪肚，再下姜片、葱段、花椒煮至猪肚熟，撇去浮沫，起锅切成条状。锅中的原汤煮沸，放入切好的猪肚条和砂仁搅拌均匀，加入精盐、味精、香油、料酒、胡椒粉，然后以淀粉勾芡即成。

功效 健脾养胃，化湿止痛。

苍术 健脾燥湿，祛风辟浊

简介 苍术，又名赤术、青术、仙术，为菊科植物茅苍术或北苍术的干燥根茎。产于江苏、湖北、河南、浙江、安徽、江西等地。

性味归经

性温，味苦、辛。归脾、胃经。

功效主治

健脾燥湿，祛风辟浊。用于风寒湿痹、湿阻泄泻、皮肤水肿、胸腹胀满、足膝痿软等症。

选购储存

以个大坚实、无毛须、内有朱砂点、切开后断面起白霜者为上品。置阴凉干燥处，防潮、防蛀。

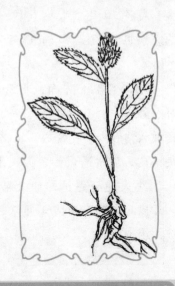

用药宜忌

水煎汤，每次 5 ~ 9 克，熬膏或入丸、散。

气虚多汗者应谨慎服用，阴虚内热、出血者则须禁服。苍术与青鱼同食容易引起身体不适，故食用苍术时应避免青鱼的摄入。

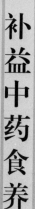

补益中药食养一本通

妙方精选

胃下垂：用苍术 10～15 克，加水武火煮沸 3 分钟，再文火缓煎 20 分钟，煎药汁约 300 毫升，亦可用沸水浸泡，服时如喝香茗，少量频饮，不宜一饮尽杯。每日 1 剂，连服 3 个月为 1 个疗程。

贫血：苍术、川芎、香附、六曲、针砂醋煅，每次 1.5～3 克，每日 3 次。

湿气身痛：苍术用淘米泔浸后，切细，水煎，取浓汁熬膏，用白汤点服。

补益药膳

苍术厚朴炖猪肚

原料 苍术 15 克，厚朴、陈皮、姜、葱各 10 克，大枣 6 枚，甘草 5 克，猪肚 1 个，料酒 15 克，精盐 6 克。

做法 猪肚洗净，将苍术、厚朴、陈皮、大枣、甘草、姜、葱、料酒放入猪肚内，扎紧口。将猪肚放入炖锅内，加水适量，置大火上烧沸，再用小火炖至熟透，加入精盐，搅匀，捞起猪肚，切成 4 厘米长的条，放回汤中即成。

功效 健脾胃，益中气。

苍术猪肝米粥

原料 猪肝 100 克，苍术 9 克，小米 150 克。

做法 将苍术焙干碾为细末；小米洗净备用。猪肝洗净后切为两片相连，将苍术末放在猪肝中，然后用麻线扎定。锅中加入适量水，放入猪肝、小米同煮为粥。

功效 养肝明目。

苍术杜仲止痛酒

原料 苍术、补骨脂、鹿角霜各 9 克，杜仲 15 克，白酒 500 毫升。

做法 将前四味药材碾成粗末，置容器中，加入白酒，密封。浸泡 7 日后，过滤去渣即成。

功效 温肾散寒，祛风利湿。

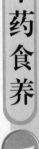

补益中药食养

一本通

厚朴 燥湿化痰，下气除满

简介 厚朴，又名厚皮、重皮、赤朴、烈朴、川朴、紫油厚朴等。木兰科植物厚朴或凹叶厚朴的干燥干皮、根皮及枝皮。厚朴主产于四川、湖北、浙江、安徽等地；凹叶厚朴主产于浙江、福建。其中以产于四川、湖北的紫油厚朴品质最优。

性味归经

性温，味苦、辛。归脾、胃、肺、大肠经。

功效主治

燥湿化痰，下气除满。主要用于湿滞伤中、脘痞吐泻、食积气滞、腹胀便秘、痰饮喘咳等。

选购储存

以皮粗肉细、肉色深紫、断面有点状闪光性结晶、富油性、香味浓、味苦辛微甜、咀嚼无残渣者为佳。

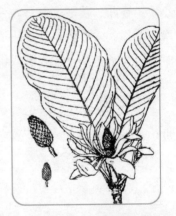

用药宜忌

内服：煎汤，3～10克，或入丸、散。

孕妇应谨慎服用；气虚、津伤血枯者则须禁服。厚朴与鲫鱼同食容易伤胃，因此，在服用厚朴的同时，不可食用鲫鱼。

妙 方 精 选

腹满、腹胀、大便秘结：厚朴15克，大黄12克，枳实9克，水煎30分钟，取汁即可。每日1剂，分2次温服。此方具有行气、导滞、通便之功效。

久痢：厚朴、黄连各93克，水煎以汁，空腹细细服下。

月经不通：厚朴90克（炙过，切细），加水3000毫升，煎成1000毫升，分2次服下。3～4剂之后，即见特效。

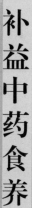

补益中药食养 一本通

气胀气闷、积食：厚朴以姜汁炙焦后研为末。每次以陈米汤调服 2 匙，1 天服 3 次。

补益药膳

萝卜猪肚汤

原料 萝卜、猪肚各 100 克，香菇 30 克，茯苓 50 克，厚朴花 5 克，紫苏 3 克。

做法 将萝卜、猪肚洗净，切成小块；香菇、茯苓、厚朴花浸泡、洗净。全部放入砂锅内，文火煮 1.5 小时，放入紫苏后再煮 10 分钟，加精盐调味，即可食用。

功效 健脾行气，化痰开郁。适用于痰气郁结型瘿症，孕妇慎用。

鸭肉车前厚朴汤

原料 活鸭 1 只，川厚朴、杜仲各 10 克，车前子 20 克，精盐、黄酒、味精各适量。

做法 将活鸭宰杀，去毛及内脏，洗净后切块。再将川厚朴、杜仲、车前子一起放入锅中，加适量清水煎半小时，放入鸭块、精盐、黄酒、味精，用小火炖熟食。

功效 健脾益气。适用于病后体虚、浮肿等症。

猪肚瘦肉厚朴汤

原料 猪肚 250 克，猪瘦肉 150 克，枣（干）40 克，薏苡仁 15 克，厚朴 12 克。

做法 猪肚洗净切条；猪瘦肉洗净切丝；薏苡仁洗净，浸泡 1 小时备用。锅中加入适量水，放入猪肚条、猪瘦肉、枣、薏苡仁、厚朴后，大火煮沸，然后转小火继续煲约 4 小时即可。

功效 健脾养胃，化痰润燥。尤其适用于食积气滞、咳喘等患者食用。

厚朴香附炖猪肘

原料 猪肘 500 克，厚朴 10 克，香附、枳壳、当归各 8 克，川芎 5 克，精盐、酱油、味精、料酒各适量。

做法 各种药材捣碎后放入纱布袋中，扎口备用。猪肘洗净，与药袋一同放入砂锅中大火煮沸，然后转小火继续炖煮，同时撇去浮沫。待猪肘炖煮至八成熟时，加入精盐、酱油、味精、料酒继续炖至肉熟，取出药包装盘即可。

功效 补血，养虚，增强食欲。

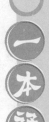

补益中药食养 一本通

佩兰 化湿醒脾，解暑辟秽

简介 佩兰，又名兰草、水香、香水兰、燕尾兰、大泽兰、香草。为菊科植物佩兰（兰草）的地上部分。分布于华南、西南、华东、中南及陕西、河北等地。

性味归经

性平，味辛。归脾、胃经。

功效主治

化湿醒脾，解暑辟秽。用治湿阻中焦、脘闷不饥、口中甜腻、暑湿、湿温症。

选购储存

以身干、叶多、色绿、质嫩、香气浓者为佳。置于阴凉、干燥处保存，防潮、防蛀。

用药宜忌

水煎服，每次 5 ~ 10 克。鲜品加倍。

阴虚、气虚者忌用。

妙方精选

月经不调：佩兰 10 克，月季花 15 朵，丹参 30 克。每日 1 剂。水煎，分 2 次服。经前 10 日起，连服 5 日。

流行性感冒：佩兰 10 克，大青叶 15 克，用武火急煎，去渣，分 2 次服，每日 1 剂，连服 3 ~ 5 日。

跌打损伤：鲜佩兰 150 克，鲜鹅不食草 100 克，鲜小蜡叶 200 克，鲜地耳草 150 克，共捣烂，敷患处。

腰肌劳损：鲜佩兰 60 克，切碎，鸡蛋 1 ~ 2 个，调匀，加油、盐煮熟，用酒送服。

佩兰郁金甘草饮

原料 佩兰叶、郁金、竹菇各10克，茯苓、法半夏、滑石各6克，陈皮、枳实各5克，甘草2克，石草蒲3克，冰糖25克。

做法 以上药材入锅中，加适量水，大火烧沸，用小火煎煮40分钟，滤渣，加入冰糖搅匀即成。

功效 清热化湿。

佩兰薄荷粥

原料 佩兰、薄荷液各10克，粳米50克。

做法 加水熬煮成粥，每日早晚食用。

功效 解暑化湿，辛凉和胃。

佩兰炒苦瓜

原料 佩兰液10克，苦瓜200克，酱油、料酒各6毫升，精盐、味精各2克，葱花、姜末各6克。

做法 炒制。佐餐食用。

功效 发表祛湿，明目解毒。

第五章

祛湿利尿

泽泻 利水渗湿，泄热

简介 泽泻，又名建泽泻、水泻、芒芋、鹄泻、泽芝、及泻、天鹅蛋、天秃、禹孙等。泽泻科植物泽泻的干燥块茎。主产于福建、四川、江西等地。

性味归经

性寒，味甘、淡。归肾、膀胱经。

功效主治

利水渗湿，泄热。用于水肿、小便不利、淋漓涩痛、泄泻、带下等症。还用于肾炎水肿、风心病水肿、泌尿道感染、急性肠炎、黄疸型肝炎等。

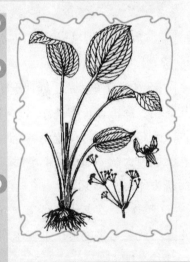

选购储存

以块大、黄白色、光滑、质充实、粉性足者为佳。置于通风、干燥处保存，注意防潮、防蛀。

用药宜忌

每次6~9克，水煎服。

肾虚精滑无湿热者应当禁服。因泽泻与海蛤、文蛤等同食容易引起身体不适，故在服用泽泻时避免食用海蛤、文蛤。

妙方精选

慢性肾炎：泽泻20克，黄芪、西党参各20克，桃仁、枣皮、红花、牡丹皮各10克，益母草30克，芡实、牛膝、猪苓各15克，每日1剂，水煎3

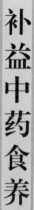

次分服。随证加减：水肿甚者加黑丑；腹胀纳差者加白术、陈皮；高血压者加石决明；尿蛋白久不消失者加鹿角胶；血尿者加茅根、生地；形寒肢冷者加附片、菟丝子。

水肿、小便不利：泽泻、白术各 12 克，车前子 9 克，茯苓皮 15 克，西瓜皮 24 克，水煎服。

眼赤疼痛：甘草 10 克，泽泻、黄连各 25 克，草决明 5 克，共研为粉末，每次 10 克，用灯心草汤调服。每日 1 剂。

脂肪肝：泽泻 20 ~ 30 克，生首乌、草决明、丹参、黄精各 15 ~ 20 克，生山楂 30 克，虎杖 12 ~ 15 克，荷叶 15 克，水煎服。每日 1 剂。

◎ 补益药膳

泽泻茯苓鸡

原料 母鸡 1 只，泽泻、茯苓各 60 克，料酒适量。

做法 母鸡宰杀，处理干净后沥干备用；泽泻、茯苓洗净，与料酒一同放入鸡腹中。将鸡置于容器中，放在笼屉内大火蒸约 3 ~ 4 小时，出锅后拣去泽泻、茯苓即可。

功效 本菜有祛湿利尿、消肿补虚之功效。尤其适用于小便不利、久病体虚者服用。

双耳泽泻粥

原料 小米 100 克，木耳 20 克，银耳 20 克，女贞子、泽泻各 15 克，红糖适量。

做法 木耳、银耳用水泡发后洗净，撕成小片，待用。女贞子、泽泻水煎取汁，小米淘洗后煮沸，加入木耳、银耳煮沸，改小火煮至成粥，加入红糖调味即可。

功效 活血通脉。

泽菇木耳汤

原料 泽泻 15 克，香菇 150 克，黑木耳 50 克，姜 5 克，葱、料酒各 10 克，精盐、鸡精各 2 克，鸡油 20 克。

做法 将泽泻碾成粉；香菇洗净，切成薄片；黑木耳泡发后去蒂，撕成瓣状；姜切片，葱切段。将泽泻、香菇、黑木耳、姜、葱、料酒同放锅内，加水 800 毫升，置大火上烧沸，再用小火煮 30 分钟，加入精盐、鸡精、鸡油即成。

功效 渗湿利水，开胃止血，祛脂减肥。

茵陈　清热利湿，利胆退黄

简介 茵陈，又名因陈蒿、茵尘、绵茵陈、西茵陈、野兰蒿、婆婆蒿。茵陈为菊科多年生草本植物茵陈蒿、滨蒿等的幼苗。产于山西、陕西、安徽等地。

性味归经

性微凉，味苦。归肝、胆经。

功效主治

清热利湿，利胆退黄。主治肝炎、黄疸、风疹瘙痒、皮肤肿痒、小便黄涩、身面发黄等症。

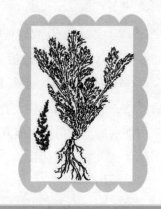

选购储存

以质嫩、绵软、毛如绒、色灰白、香气浓者为佳。置于通风干燥处，防潮、防蛀。

用药宜忌

常用量 10 ~ 30 克，水煎服。

面色萎黄者慎用。

妙 方 精 选

感冒：茵陈 15 克，水煎服。

皮肤肿痒：茵陈 31 克，荷叶 16 克，共捣罗为散。每次饭后以蜂蜜水送服 3 克。

湿热黄疸：茵陈蒿 10 克，猪苓 9 克，泽泻 15 克，白术 9 克，茯苓 9 克，桂枝 6 克，为末吞服，每次 6 克。利湿退黄。

慢性肝炎：茵陈 30 克，地耳草 15 克，木贼 15 克，车前草 30 克，栀子根（用陈土炒）15 克。水煎服，每日 1 剂，7 日为 1 个疗程。

眼热红肿：茵陈、车前子各等份。煎汤，调服。

补益中药食养一本通

补益药膳

茵陈米粥

原料 茵陈15克，粳米150克。

做法 将茵陈洗净，切2厘米长的段，与粳米同放入炖锅内，煎煮25分钟，再用小火煮35分钟即成。

功效 清热利湿，降低血脂。

金钱败酱茵陈茶

原料 金钱草60克，茵陈蒿30克，败酱草20克，白糖适量。

做法 将金钱草、茵陈蒿、败酱草去浮灰，装入纱布袋内，扎口，放入锅内加水适量。用小火煎煮出1000毫升药汁，去袋，取药汁，加白糖调味，代茶服用。

功效 清热解毒，利湿退黄。用于湿热结毒，如黄疸、胸闷痞满、时有恶心呕吐、肝区疼痛、舌红苔黄腻、脉弦滑数等症状。

茵陈煮鸡肉

原料 茵陈30克，鸡肉150克，葱1根（切段），黄甜椒丝、豌豆苗、精盐各适量。

做法 将茵陈洗净，用水煎取药汁，去渣。将鸡肉炒熟后加入茵陈汁，焖煮至汁干，再放入葱段、黄甜椒丝、豌豆苗、精盐略炒即可。

功效 清利湿热，利胆退黄。

薏苡仁 健脾渗湿，除痹止泻

简介 薏苡仁，又名薏米仁、薏仁米、苡仁米、苡仁、薏米、苡米、米仁等。禾本和植物薏苡的成熟种仁。中国大部分地区均产，主产于福建、河北、辽宁等地。

性味归经

性平，味甘、淡。入脾、肺、肾经。

功效主治

健脾渗湿，除痹止泻。治风湿疼痛、水肿喘急、沙石热淋、糖尿病、肺痿咳嗽、痈疽不溃等症。

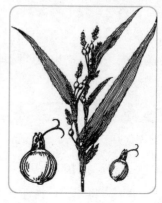

选购储存

以粒大、饱满、色白、坚硬、光滑、完整、无破碎者为佳。置于阴凉干燥处保存，避光、避高温。

用药宜忌

内服：煎汤，10～30克，或入丸、散，浸酒等。

孕妇、消化功能较弱的儿童及老弱病者应谨慎服用，脾虚无湿、大便燥结者也应少食或不食。

妙方精选

膝关节滑膜炎：薏苡仁120克，当归15克，苍术、防己、黄柏、泽泻、川牛膝各10克。随证加减：瘀血重者加赤芍、桃仁、红花；疼痛较重者加乳香、没药、三七；病程较长者加穿山甲（代）。每日1剂，水煎服。

白带过多：薏苡仁30克，白果10粒，猪膀胱3个。白果去壳、洗净，薏苡仁洗净，用铁锅炒至微黄，将猪膀胱剪开，用清水反复冲洗至无尿味为止。将全部用料一齐放入砂锅内，加清水适量，用武火煮沸后，改用文火炖3小时，调味即可。随量食用。

老年斑：薏苡仁40克，煮熟，加白糖适量，每日1剂。轻者2个月有效，重者继续服用至显效为止。

补益药膳

薏仁芡实酒

原料 薏苡仁、芡实各25克，低度白酒500毫升。

做法 将两味放入玻璃瓶中，密封浸泡15日即可。每日早晚各饮用一小杯（约10毫升）。

功效 健脾利湿。对于脾虚腹泻、关节疼痛等颇具效果。

薏苡仁炖鸡

原料 鸡1只（1200～1400克），薏苡仁50克，橙子汁、绍酒、精盐、葱花、姜丝、胡椒粉各适量。

做法 将鸡洗净，连骨头一起切成块，备用。锅内加适量水，放入薏

补益中药食养一本通

苡仁、鸡块，炖至鸡肉熟烂后拆骨为度。最后，加入绍酒、精盐、葱花、姜丝、橙子汁、胡椒粉调味即成。

功效 补益元气，健脾渗湿。

葵子芝麻薏苡仁粥

原料 向日葵子 1000 克，芝麻 500 克，薏苡仁 1000 克。

做法 将薏苡仁洗净，晒干或烘干，研成细粉；向日葵子、芝麻分别洗净，炒香；向日葵子去壳，与芝麻一同趁热研成细末。将薏苡仁末与向日葵、芝麻末搅拌均匀待用即可。每次取 30 克，用沸水调成糊即可，每日 2 次。

功效 健脾抗癌，清热利湿。对于慢性肠胃炎、胃窦炎、高脂血症、慢性贫血、口腔炎及宫颈癌和胃癌有良好的防治作用。

茯苓 利水渗湿，健脾宁心

简介 茯苓，又名白茯苓、云苓、茯菟、松苓、松薯。为多孔菌科植物茯苓的干燥菌核。主产于云南、湖北、安徽、四川、河南等地。

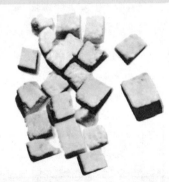

性味归经

性平，味甘、淡。归心、脾、肾经。

功效主治

利水渗湿，健脾宁心。用于小便不利、水肿尿少、痰饮眩晕；脾虚引起的倦怠乏力、食欲不振、大便稀溏、腹泻；心神不安、心慌失眠等。

选购储存

以外皮棕褐色、无裂隙、体沉而结实、断面洁白细腻、黏性较好者为佳。需贮藏在干燥处。

用药宜忌

煎汤，用量在 3~8 克；或入丸。

阴虚而无湿热、虚寒滑精、气虚下陷者慎服。忌米醋。

妙方精选

心神不定、精神恍惚：茯苓 62 克（去皮），沉香 16 克，共研为末，加入炼蜜做成绿豆大丸。每天饭后用人参汤送服 30 丸。

小便频多：白茯苓、干山药各等份，去皮在白矾水中渍过，焙干，研为末。每次用米汤送服 6 克。

突然耳聋：黄蜡不拘多少，和茯苓末细嚼，茶汤送下。

斑秃：茯苓 500 克烘干，研为细末，每服 6 克，每天 2 次，或者于睡前服 10 克。并同时外用酊剂（补骨脂 25 克，旱莲草 25 克，用 200 毫升 75% 的酒精浸泡 2 周即可），每天数次涂患处。

补益药膳

茯苓酒

原料 茯苓 50 克，白术 100 克，黄酒 1000 毫升。

做法 将两味药物放入酒坛中，密封浸泡 10 日左右开封即可。每日早晚各饮用一小杯（约 15 毫升）。

功效 健脾补虚，安神益寿。

乌鸡茯苓汤

原料 乌鸡 750 克，茯苓、陈皮、白术、山药各 15 克，紫河车粉 5 克，姜、精盐各适量。

做法 乌鸡洗净，斩成小块；生姜去皮洗净，切片；山药去皮，洗净，切块。汤锅加入适量清水，用大火烧开，再放入乌鸡；待烧开后撇净浮沫，放入陈皮、白术、山药、茯苓、姜片，用中火煮约 60 分钟。待乌鸡熟烂时，将汤倒出，加入紫河车粉，用精盐搅匀即可饮用。

功效 本汤品有补血、补虚的功效。

白苓粥

原料 白茯苓粉 15 克，大米 100 克。

做法 将米淘净煮粥，米熟时下茯苓粉，再用小火炖，粥稠即可。随意服食，或加味精、精盐调味，日服 1 次。

功效 健脾益胃，利水消肿。用于老年性水肿、肥胖症、脾虚少食、泄泻、小便不利、水肿诸症。

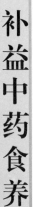

通草 清热利尿，通气下乳

简介 通草，又名通花、白通草、通脱木。为五加科灌木植物通脱木的茎髓。主产于贵州、云南、福建、台湾等地。秋季割取地上茎，截成段，抽出茎髓，晒干。

性味归经

味甘、淡，性微寒。归肺、胃经。

功效主治

清热利尿，通气下乳。治小便不利、淋病、水肿、产妇乳汁不通、目昏、鼻塞等症。

选购储存

以色洁白、心空、有弹性者为佳。置于通风、干燥处保存，防潮、防蛀。

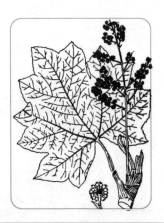

用药宜忌

2.5～4.5克，水煎服。外用研末，棉裹塞鼻。

气阴两虚、内无湿热者及孕妇慎服。

妙方精选

慢性鼻炎：通草、细辛、附子各适量，共研末，蜜调，棉裹，纳鼻中。

乳汁不下：通草6克，穿山甲12克，猪蹄2个，共煮，吃汤食肉。

水肿尿少：通草（蜜涂炙干）、木猪苓（去里皮）各等份，共研为末，加入少许研细的土地龙、麝香。每次以米汤送服1.5～3克。

鼻息肉：通草、细辛、附子（炮，去皮、脐）各等份，以上几味研为末，蜂蜜调和，用布裹少许，塞在鼻中即可。

补益中药食养一本通

补益药膳

茭白通草猪蹄汤

原料 茭白 100 克，猪蹄 1 只，通草 15 克，精盐、味精各适量。

做法 茭白切片，猪蹄洗净切块，加通草加水适量同煮，至猪蹄烂熟，加入精盐、味精调味。吃茭白、猪蹄，喝汤。

功效 补血通乳。

青小豆粥

原料 青小豆 30 克，小麦 50 克，通草 5 克，白糖少许。

做法 通草洗净，小麦淘净。通草放入锅内，加清水适量，用中火煮 15 分钟，去渣留汁，备用。小麦放入锅内，加入通草汁、白糖、清水适量，用武火烧沸后，转用文火煮成粥。每日 1 次，作早餐食用。

功效 通淋利尿。适用于小便涩少、尿时淋漓等症。

鲫鱼通草汤

原料 鲫鱼 500 克，通草 20 克，猪前蹄 1 只，料酒、精盐、味精、葱段、姜片、胡椒粉各适量。

做法 猪蹄处理干净，放沸水锅中焯一下，去掉血水，洗净待用；通草洗净；将鲫鱼收拾干净。锅中放适量清水，放入猪蹄煮一段时间，加入鲫鱼、料酒、精盐、胡椒粉、葱段、姜片、通草，煮至猪蹄、鱼肉熟烂，捞出姜、葱，用味精调味后即成。

功效 补中益气，通乳。产后乳汁不下、乳少均可服。

冬瓜 利水消肿，美容养颜

简介 冬瓜，又名东瓜、白冬瓜、枕瓜。为葫芦科植物冬瓜的果实。分布于全国各地。

性味归经

性微寒，味甘。归肺、小肠经。

功效主治

利水消肿。用于湿热水肿、小便不利、暑热口渴、小便短赤等症。

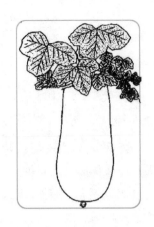

选购储存

　　成熟的冬瓜皮表面都挂一层白霜，中医的一些食疗方中用到的主要是经过霜打的冬瓜皮。干品置于干燥处保存。

用药宜忌

　　15～30克，水煎服。

　　营养不良引起虚肿者慎用。

妙方精选

　　水肿：冬瓜250克，鲤鱼1条（250克），葱白5根。鲤鱼宰杀，去鳞及内脏，洗净，煮熟后加入冬瓜、葱白，稍煮至熟，饮汤吃鱼、冬瓜。

　　尿路感染：冬瓜皮30克，西瓜皮50～100克。西瓜皮、冬瓜皮洗净，加水1升煮沸，去渣，代茶饮。

　　跌打损伤：冬瓜皮适量，炒焦，研为细末，每次3克，用酒冲服（不能饮酒者亦可用温开水送服），每日2～3次。

　　消渴不止：将冬瓜去皮，每日饭后吃二三两，5～7次有效。

补益药膳

冬瓜口蘑蒸鲤鱼

　　原料 鲤鱼1条，冬瓜皮50克；水发口蘑4个，大蒜、料酒、生姜、胡椒粉、葱、精盐各适量。

　　做法 鲤鱼去鳞、去内脏，洗净，两面横切几刀，抹上精盐、胡椒粉、料酒稍腌；水发口蘑洗净，切薄片，放鲤鱼上面；大蒜去皮，洗净，一半放入鱼腹内，一半放在鱼身周围。冬瓜皮放在鱼下面，加适量清水、生姜、葱蒸熟即可。

　　功效 利水消肿，美容养颜。

冬瓜老姜汤

　　原料 冬瓜肉150克，冬瓜皮100克，冬瓜子50克，老姜2片，老玉米须25克。

　　做法 冬瓜肉切块，冬瓜皮洗净，冬瓜子剁碎；将玉米须洗净后，装入小布袋。将所有材料加清水约750毫升，大火煮沸后小火再煮20分钟，便可滤汤取饮，冬瓜肉也可进食。

功效　消肿止渴。

瓜皮绿茶

原料　西瓜皮、冬瓜皮各50克，绿茶5克，冰糖适量。

做法　西瓜皮、冬瓜皮水煎取汁，再将药汁煮沸，冲入盛有绿茶、冰糖的杯中，加盖闷15分钟即可。每日当茶饮。

功效　清热解毒，利尿消肿，去脂降压。高脂血症患者，可用此菜。

补益中药食养一本通

金钱草　清热除湿，利尿通淋

简介　金钱草，又名过路黄、大连钱草、蜈蚣草、大金钱草。为报春花科植物过路黄的全草或带根全草。产于四川、江苏、广西、浙江、湖南等地。

性味归经

性寒，味甘、淡。归肝、胆、肾、膀胱经。

功效主治

清热除湿，利尿通淋。用于热淋、石淋、砂淋、小便涩痛、黄疸尿赤、尿路结石等症。

选购储存

以叶多、棕绿色、茎细长、暗红棕色、根纤细、淡黄色，干燥、洁净者为佳。置于干燥处，注意防潮。

用药宜忌

内服：煎汤，每次15～25克（鲜者50～100克）；或浸酒，捣汁。外用：捣敷或绞汁涂。

皮肤过敏者，当慎用鲜品煎水熏洗。

妙方精选

肾虚水肿：金钱草30克，茴香6克，猪蹄2只，加水炖服。

泌尿系统结石：大叶金钱草30克，蒸猪腰服用。

跌打损伤：金钱草洗净，捣汁1小杯饮服。

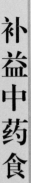

补益中药食养 一本通

痔疮：金钱草干品30克，水煎服。

补益药膳

金钱银花炖肉

原料 金钱草80克（鲜者200克），金银花60克（鲜品150克），猪瘦肉600克，黄酒20克。

做法 将金钱草与金银花用纱布包好，同猪肉块一同加水浸没，武火烧开加黄酒，文火炖2小时，取出药包。饮汤食肉，每次1小碗，日服2次。过夜煮沸，3日内服完。

功效 清热解毒，消石。适用于胆囊炎与胆管炎，预防胆结石。

利尿饮

原料 金钱草、车前子、鱼腥草、篇蓄草、鸭跖草各20克，白糖50克。

做法 将前5味中药洗净，放入锅内，加水3000毫升。将锅置武火上烧沸，再用文火煎煮25分钟，用纱布滤过，在药汁内加入白糖，拌匀即成。

功效 清热解毒，利尿消肿。

金钱草粥

原料 新鲜金钱草60克，粳米50克，冰糖适量。

做法 金钱草洗净，切碎，加水200毫升，煎至100毫升，去渣取汁，放入粳米、冰糖，再加水400毫升，煮稀粥。

功效 利尿退黄。

车前子 利水通淋，渗湿止泻

简介 车前子，又名车前实、凤眼前仁、虾蟆衣子。为车前科植物车前或平车前的干燥成熟种子。产于黑龙江、辽宁、河北等地。

性味归经

性寒，味甘。归肝、肾经。

功效主治

利水通淋，渗湿止泻，清热明目。用于小便不利、溺赤淋沥、溲少涩痛、泄泻下痢、目赤肿痛等症。

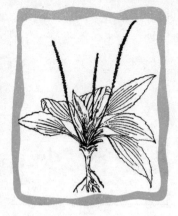

补益中药食养 一本通

选购储存

以子粒饱满、质坚硬、色棕红者为佳。置于通风干燥处，防潮、防蛀。

用药宜忌

内服：煎汤或入丸、散，5~15克。

肾虚、内伤劳倦者应禁服。车前子适宜与红枣同食，有助于提高其滋补功效。

妙方精选

腹泻：车前子10克，红茶3克。以上2味用沸水冲泡浓汁，加盖闷10分钟即可，当茶饮用，每日1~2剂，分2次趁温饮用。

糖尿病：车前子15克，熟地黄90克，山萸肉、麦冬各60克，元参30克。水煎当茶饮。

水肿：牵牛子、甘遂各6克，肉桂1克，车前子30克。水煎服。

阴痒痛：车前子适量，以水600毫升煮3沸后，滤渣取汁，清洗痛痒处即可。

补益药膳

车前子粥

原料 车前子20克，粳米60克。

做法 车前子洗净后用纱布包好，煎汁备用。粳米洗净，浸泡约1小时后沥干。锅中加入粳米与车前子汁，同煮为粥。

功效 消肿利尿，明目止咳。

山药车前粥

原料 生山药30克，车前子12克。

做法 将山药切碎，碾成粉；车前子装入纱布袋内，扎紧口。将山药粉末放入小锅内，加水适量，调匀，再放入车前子药袋，置小火上熬煮成粥，除去药袋即可。

功效 健脾固肠，益肾利尿。

车前子田螺汤

原料 车前子30克，红枣10枚，田螺（带壳）1000克。

做法 将田螺在清水中静养1~2天，使其排去泥污，红枣洗净去核。车前子洗净后用布袋装好，同田螺、红枣和适量水一同放入锅中，大火煮沸，然后转小火继续煲 2 小时即可。

功效 有利尿渗湿、养肝明目、清热解毒之功效。尤其适用于身体虚弱、目赤肿痛、痰多咳嗽者食用。

海金沙 清热利湿，祛菌消炎

简介 海金沙，又名左转藤、铁蜈蚣。为海金沙科多年生攀援蕨类植物海金沙的成熟孢子。主产于广东、浙江等地。秋季采割藤叶，晒干，搓或打下孢子。

性味归经

性寒，味甘。归膀胱、小肠经。

功效主治

清热利湿，通淋止痛，抗菌消炎。适用于热淋、砂淋、石淋、血淋、膏淋、尿道涩痛等症。

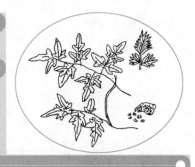

选购储存

以干燥、黄棕色、质轻光滑、能浮于水、无泥沙杂质、引燃时爆响者为佳。用布袋或塑料袋盛装，外用纸箱加包，存放于干燥处，注意防火。

用药宜忌

煎服，每次 6 ~ 12 克，宜包袋煎水服。

肾阴亏虚者慎服。

妙方精选

前列腺增生：海金沙、生蒲黄（如有血尿，改蒲黄炭 6 克）各 10 克，穿山甲 15 克，没药 3 克（冲服），琥珀 1 克（冲服），水煎服，每日 1 ~ 2 剂。

乳腺炎：海金沙根 60 克，水煎取汁，趁热用糯米酒适量送服。每日 1 剂。

泌尿系结石：海金沙（包）、滑石、鸡内金各15克，金钱草、石见穿、穿破石各20克，石韦、郁金、川牛膝各12克，木香、枳壳、甘草各6克，水煎服。每日1剂。

尿路感染：海金沙（包）9克，金银花、板蓝根各15克，鱼腥草30克，车前子、泽泻、瞿麦各12克，甘草6克，水煎服，每日1剂，分2次服。

补益药膳

海金沙竹叶茶

原料 茶叶5克，海金沙、竹叶各15克，甘草5克，生姜2片。

做法 以上药材一起用水煎服。

功效 清热利湿。

海金沙粥

原料 胡桃仁10个，海金沙15克，粳米100克。

做法 先将桃仁捣碎，备用。用布将海金沙包好，放入锅中加适量水煮半小时，去渣取汁；用药汁煮粳米粥即食。

功效 本粥有温补肺肾、清利湿热、定喘润肠、通淋止痛的功效。

海金沙茶

原料 海金沙50克，绿茶3克。

做法 冲泡代茶饮，每日1剂。

功效 有排石作用。

赤小豆 利水消肿，解毒排脓

简介 赤小豆，又名赤豆、红豆、朱小豆、红小豆。为豆科植物赤小豆或赤豆的干燥、成熟种子。广东、广西、湖南、江西、江苏等地出产。

性味归经

性微寒，味甘、酸。归心、小肠经。

功效主治

利水消肿，利湿退黄，解毒排脓。治水湿停蓄之水肿腹满、小便不利、脚气浮肿、湿热黄疸、泻痢、便血、乳汁不通等症。

以颗粒饱满、色紫红发暗者为佳。放缸内，注意防蛀、防鼠。

15~50克，水煎服或入散剂。

红小豆不宜久食，被蛇咬伤者百日内忌食。

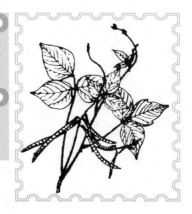

妙方精选

慢性肾炎：赤小豆90克，花生米（红皮者佳）60克，枣20枚（打碎枣核），红糖30克，共炖烂，空腹服。每日1剂，连用3~5个月。

下肢水肿、脚气：赤小豆250克，生姜5克，共煮烂，连汤食用。每日1剂。

肝硬化腹水：赤小豆50克，活鲤鱼1条（250克），共煮烂，分数次服完。每日1剂。

疮疹：黄连、黄柏各15克，赤小豆、绿豆粉各10克，寒水石、紫苏、漏芦各3.5克，共研为细末，用麻油调涂患处。

补益药膳

赤小豆焖鲤鱼

原料 赤小豆90克，鲤鱼500克。

做法 赤小豆洗净先煮约半小时，与鲤鱼同放砂锅炖至熟烂即可。

功效 健脾祛湿，消水肿，治脚气。

赤小豆冬瓜粥

原料 冬瓜500克，赤小豆30克，粳米60克。

做法 冬瓜洗净去皮切块，赤豆、粳米淘洗干净。先将冬瓜块、赤小豆煮成汤后，再放入粳米煮成粥食用。每日2次。或单用冬瓜块、赤小豆煮汤饮用，饮汤时不宜加精盐或加极少精盐。

功效 润肠通便，利尿消肿。

赤小豆饮

原料 赤小豆适量。

做法 赤小豆微炒，水煎代茶随意饮服。

功效 产后恶露食疗。

第六章

泻下通便

芦荟 泻热通便，清肝火

简介 芦荟，又名卢会、讷会、象胆、奴会、劳伟。为百合科植物库拉索芦荟、好望角芦荟及其同属植物的汁液浓缩干燥物。主产于广东、广西、福建。

性味归经

性寒，味苦。归肝、大肠经。

功效主治

泻热通便，清肝火，杀虫。用于热结便秘、习惯性便秘等；用于肝经火盛引起的头晕、头痛、胁痛、目赤、躁狂易怒；用于小儿虫积腹痛或疳积；外用治疗癣疮；防治溃疡，促进伤口愈合。

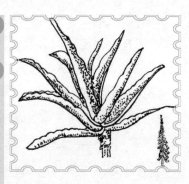

选购储存

以色黑绿、质脆、有光泽、气味浓者为佳。宜在30℃以下保存，置于阴凉干燥处，注意防热、防尘。

用药宜忌

入丸、散，或入胶囊，每次1~2克。外用适量，研末敷。

脾胃虚弱、食少便溏者及孕妇忌用。

妙方精选

咳嗽：芦荟15克，切碎后与1个鸡蛋拌匀，加香油炒熟，每天早饭前服

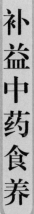
用，连吃 3 天。

便秘：青苹果 2 个，芦荟 10 克，冰糖适量。苹果削皮，切成小块。芦荟洗净，切成小段。锅中加入适量清水，放入苹果、芦荟，上火煮 15 分钟，调入冰糖即可。

气管炎：芦荟汁 15 克，蜂蜜 50 克。拌匀服用，分早、晚 2 次服用。

脚癣：可用白酒泡芦荟，待芦荟色泽由绿变黄，取酒滴于脚癣患处，每日数次，几日后可愈。

虫牙：将芦荟研为细末，调敷在患处即可。

补益药膳

芦荟无花果酒

原料 芦荟鲜叶 500 克，米酒 300 克，无花果、砂糖各 50 克。

做法 先将芦荟鲜叶洗净，切成小片；无花果去蒂，用清水洗净。然后将芦荟片与无花果一起放入容器内，倒入米酒、砂糖。将容器封好口，放在阴凉处 1 个月即可饮用。

功效 本品具有促进血液循环、强精壮阳、利尿的作用。

芦荟排骨汤

原料 新鲜芦荟叶片 3～4 片，小排骨 300 克，精盐少许，冷水适量。

做法 芦荟叶片洗净，用刀划数道痕，再用刀背拍碎，放入瓷炖锅内，排骨选用油少者，去油脂，炖熟烂后加少许精盐调味，喝汤食排骨。

功效 治疗癌症、便秘。

芦荟炒芹菜

原料 鲜芦荟叶 15 克，芹菜 300 克，花生油 10 克，姜、葱各 5 克，精盐 3 克，鸡精 2 克。

做法 将鲜芦荟叶片洗净，去皮，切成 0.5 厘米见方的小丁；芹菜洗净，去叶，切成 3 厘米长的段；葱洗净，切成细丝。将炒锅置武火上烧热，加入花生油，烧至六成热时，放入姜、葱爆香，再放入芦荟、芹菜、精盐，煸炒，熟后点鸡精即可。

功效 清热利湿，润肠通便。适用于习惯性便秘及热结便秘等症。

补益中药食养 一本通

大黄 解毒凉血，通肠泻热

简介 大黄，又名将军、黄良、川军、锦军、火参、肤如、锦纹大黄等。为蓼科多年生草本植物掌叶大黄、唐古特大黄或药用大黄的根茎。产于甘肃、四川、青海、西藏、云南、贵州等地。

性味归经

性寒，味苦。归脾、胃、大肠、肝、心经。

功效主治

解毒凉血、通经散瘀、通肠泻热。治目赤、喉肿、瘀血经闭、实热便秘、泻痢不爽等症。

选购储存

以干燥、微香且表面为红棕色或黄棕色者为佳。置通风干燥处。

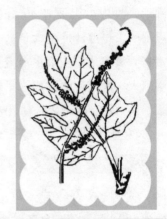

用药宜忌

内服：研末调服，每次 0.5 ~ 2 克；煎汤，3 ~ 12 克；或入散、丸等。

外用：适量，煎水洗、涂或研末调敷。

妇女怀孕、月经期、哺乳期忌服；气血虚弱、脾胃虚弱者应谨慎服用。

妙方精选

便秘：大黄（锉，炒）250 克，火麻仁（研）100 克，共研为末，以蜂蜜调成绿豆大丸，每日 1 次，每次 10 丸。

口腔溃疡：大黄、枯矾各等份，研为细末，擦牙、吐涎。

粉刺：大黄、雄黄、白芷各 20 克，研细末，装瓶备用，每次取药末适量，用水调稀糊，外敷患处，每晚 1 次，14 日为 1 个疗程，连续 2 ~ 3 个疗程。

咳嗽：大黄 6 克，泡水代茶饮，每日 2 次。一般服药 1 剂即痊愈。

补益药膳

大黄枣茶

原料 生大黄 3 克，大枣 20 枚。

做法 先将生大黄洗干净，晒干或烘干，切成薄片，备用；将大枣淘洗干净，放入砂锅加水足量浸泡片刻。将用水浸泡的大枣水，用大火煮沸后，改用小火煨煮 40 分钟，连同煮沸的大枣煎汁冲泡大黄薄片，或直接将大黄薄片投入大枣煎液中。将砂锅离火，静置片刻即成。早晚 2 次分服，饮汤汁，嚼食大黄薄片及大枣。

功效 清热化湿，缓急止痛。

大黄黄豆米粥

原料 大黄 3 克，黄豆 50 克，粳米 150 克，冰糖 25 克。

做法 将黄豆、粳米淘洗干净；大黄碾成细粉；冰糖打碎成屑。将粳米、黄豆同放炖锅内，加水 500 毫升，置大火上烧沸，再用小火煮 35 分钟，加入大黄粉、冰糖即成。

功效 清热解毒，宽中下气，润肠通便。

大黄蜂蜜饮

原料 大黄 9 克，蜂蜜 15 克。

做法 将大黄放入杯子中，加沸水 100 毫升，泡 15 分钟后加入蜂蜜调匀即可。直接饮用，但不可长期饮用。

功效 清热润肠。用于热结便秘者。

巴豆 泻下寒积，逐水退肿

简介 巴豆，又名巴菽、刚子、江子、老阳子、双眼龙、巴果、猛子仁、毒鱼子、贡仔。为大戟科植物巴豆的干燥成熟果实。主产于四川等江南地区。果实成熟时采收，晒干入药。

性味归经

性热，味辛，有大毒。归胃、大肠、肺经。

功效主治

泻下寒积，逐水退肿，祛痰利咽，蚀疮杀虫。治寒邪食积所致的胸腹胀满急痛、大便不通、泄泻痢疾、水肿腹大、痰饮喘满、喉风喉痹、痈疽、恶疮疥癣等症。

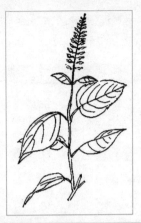

选购储存

以粒大饱满、种仁黄白色者为佳；粒较空、种仁泛油变色者质次。置阴凉干燥处，防热、防潮。

用药宜忌

内服入丸、散，每次 0.1～0.3 克。外用适量，研末涂患处，或捣烂以纱布包擦患处。

无寒实积滞、孕妇、妇女哺乳、月经期及体弱者忌服。

妙方精选

口眼歪斜：巴豆7粒（去油），捣研如泥。右歪涂右手心，左歪涂左手心。以暖水200毫升，置于药上，须臾即止，洗去。

脾虚气弱的便秘：巴豆、肉桂各1克，吴茱萸3克，诸药共研为细末，用生姜汁调和，敷于足三里、神阙（肚脐眼）上，也可加用适量艾条隔药温灸。

心腹卒暴胀痛、大便不通：大黄、干姜、巴豆各30克（去皮、心，熬）。先将大黄、干姜研末，再研巴豆，与上末和匀共捣为散。或炼蜜为黄豆大小丸，瓷器密贮。成人每次服3～4丸，温开水送下。

泻血不止：巴豆1粒，去掉皮后放入事先开了小孔的鸡蛋中，用纸包好，煨熟。最后去豆吃蛋，病即止。身体虚的患者可以分两次服用。

补益药膳

巴豆炖鲤鱼

原料 鲤鱼1条（250克左右），巴豆14粒（不去皮）。

做法 鲤鱼去内脏、去鳞，洗净。将巴豆装入鱼腹，用水煮熟（不可加盐、香料），去巴豆，吃鱼喝汤。

一本通

功效 利水，治肝硬化腹胀。忌精盐、酱。

姜汁调巴豆

原料 巴豆、肉桂各1克，吴茱萸3克，姜汁适量。

做法 以上三味药材，同碾为细末，用姜汁调和即成。

功效 温通肠腑。

巴豆茵陈汤

原料 巴豆30克，杏仁、常山各60克，芒硝、鳖甲、栀子、茵陈、豆豉各60克。

做法 上药共研成细末，水煎服。

功效 泄热荡实，发表散邪。治黄疸、疟疾。

火麻仁 润燥滑肠，通淋活血

简介 火麻仁，又名大麻仁、麻子仁。为桑科一年生草本植物大麻的成熟种子。产于山东、浙江、江苏、河北以及东北、西南等地。

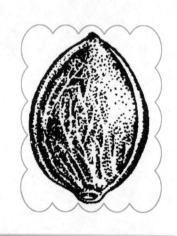

性味归经

性平，味甘。归脾、大肠经。

功效主治

具有润燥滑肠、通淋、活血之功。治肠燥便秘、消渴、痢疾、月经不调、疥疮等症。

选购储存

以色黄、粒大均匀、种仁饱满者为佳。贮于有盖容器中，防泛油、防虫蛀。

用药宜忌

常用量：每日10～30克。煎汤或入丸、散。

忌多食。肠滑者尤忌。本品不能同白薇、茯苓、牡蛎一同服用。

妙方精选

郁闷多汗、便秘：紫苏子、火麻仁各30克，煮粥食。

烫火伤：火麻仁、黄柏、栀子各适量，同碾为末，加入适量猪油调匀后涂于患处即可。

血痢不止：火麻仁汁煮绿豆，空腹吃。

小儿头疮：火麻仁5克。碾末，水煎取汁，以蜂蜜调匀，涂搽患处。

补益药膳

麻仁海参粳米粥

原料 火麻仁10克，海参60克，粳米100克，料酒10克，姜3克，葱6克，精盐2克，鸡精2克，香油25克。

做法 将火麻仁研成粉，去壳；粳米淘洗干净；海参发好，去肠杂，切成2厘米见方的块；姜切粒，葱切花。将粳米、火麻仁、海参、料酒、姜、葱同放锅内，加入清水500毫升，置武火上烧沸，再用文火煮35分钟，放入精盐、鸡精、香油即成。

功效 润肠通便，养血润燥。适用于便秘、精血亏损、身体虚弱、阳痿遗精、消瘦乏力、小便频数等症。

火麻仁炖猪肉

原料 火麻仁30克，猪瘦肉400克，生姜3片，葱花、精盐各适量。

做法 火麻仁洗净，放入纱布袋中备用；猪瘦肉洗净；葱洗净切为末。锅中加入适量水。放入火麻仁、猪瘦肉、生姜片后大火煮沸，然后转小火继续熬煮2小时。食用前可加入少许精盐和葱花调味。

功效 本汤有补血养虚、润肠通便的作用，尤其适用于久病体虚、大便干结患者食用。

火麻仁粥

原料 火麻仁10克，粳米50克。

做法 先将火麻仁捣烂水研，滤汁，与粳米煮作粥，随量食用。

功效 润肠通淋，活血通脉，改善便秘。

牵牛子 泻下逐水，杀虫去积

简介 牵牛子，又名黑丑、白丑、丑牛子，为旋花科植物裂叶牵牛或圆叶牵牛的干燥成熟种子。产于全国各地。表面灰黑色者称黑丑，淡黄色者称白丑。

性味归经

性寒，味苦。归肺、胃经。

功效主治

泻下，逐水，杀虫，去积。用于积滞便秘患者；用于水肿、腹水、大小便不利；用于痰湿壅肺引起的咳嗽喘急以及蛔虫、姜片虫、绦虫等引起的虫积腹痛。

选购储存

以粒大、饱满、无果皮等杂质者为佳。置于通风、干燥处保存，防蛀、防霉。

用药宜忌

3~9克，水煎服。1.5~3克，入丸、散。

体弱者、老年人、孕妇禁用。

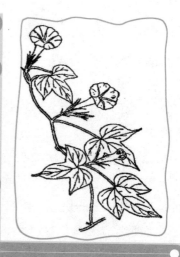

妙方精选

杀虫驱蛔：炒牵牛子60克，炒槟榔30克，使君子肉50粒，共研细末，每次3~5克，同白糖适量和匀后1次服下。每日1次，连续3天。适用于小儿蛔虫病。

四肢肿满：厚朴（去皮，姜汁制炒）16克，牵牛子155克（炒取末62克）。共研为细末。每次以煎姜、枣汤调服6克。

脚气：将牵牛子捣烂，和炼蜜做小豆大5丸，吞之。

水肿：牵牛子研为末，每次以水送服1克，每日1次。

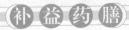

补益药膳

牵牛子粥

原料 牵牛子末 1 克，粳米 50 克，生姜 2 片。

做法 锅中放粳米加水煮，待煮沸后加入牵牛子末及生姜片，煮粥。

功效 消肿利尿，驱虫。

牵牛子汤

原料 牵牛子、槟榔（煨，锉）、木香、赤茯苓（去黑皮）、陈皮（去白，焙）各 50 克。

做法 以上各味同煮汤食用。

功效 消肿泻下。

三子润便茶

原料 苏子 15 克，莱菔子 20 克，牵牛子 10 克。

做法 用沸水冲泡，代茶饮，可冲泡 3～5 次。

功效 行气消积，润肠通便。

番泻叶 泻下导滞，消胃通腑

简介 番泻叶，又名杏叶、泻叶、泡竹叶。为豆科植物狭叶番泻或尖叶番泻的干燥小叶。产于热带地区，如非洲、阿拉伯南部及印度等地。我国广东、云南等省也有引种。药材于开花前采叶阴干入药。

性味归经

性寒，味甘、苦。归大肠经。

功效主治

泻下导滞。主治热结便秘、习惯性便秘、老年性便秘、腹水肿胀等症。

选购储存

以干燥、叶片大而完整、色绿、枝梗少以及无黄叶、碎叶、杂质等为佳。避光，置于干燥通风处。

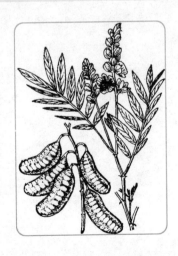

煎服，缓下 1.5 ~ 3 克，攻下 5 ~ 10 克，宜后下，或温开水泡服。

妇女哺乳期、月经期和孕妇忌用。剂量过大，会致恶心、呕吐、腹痛等副作用。

妙方精选

回乳：番泻叶 4 克，加沸水 200 ~ 300 毫升，冲泡 10 分钟，每日 1 剂，分 2 ~ 3 次服。

便秘：体质强壮者每日用 6 克，体质不强壮者每日用 2 ~ 3 克，放入容器内，用 200 毫升沸水冲泡，加盖焖 10 ~ 15 分钟。待温度降至 40℃ 左右饮用。以后每隔 4 小时冲入沸水 150 毫升，如上温服，每日 3 ~ 4 次，连服 2 ~ 3 日，待大便通畅后停服。

减肥：胡黄连、番泻叶、生大黄各 10 克，生地黄 15 克，夏枯草、草决明各 12 克，水煎，早、中、晚分 3 次服，连用 15 ~ 45 日。

老年阴虚、肠道实热引起的便秘：肉苁蓉 20 克，番泻叶 6 克，桃仁、厚朴花、郁李仁各 9 克，水煎服，隔日 1 剂。

补益药膳

番泻茶

原料 桑叶 5 克，荷叶 5 克，番泻叶 4 克，枸杞子 8 克，生山楂 5 克。

做法 泡沸水作茶饮，每日 1 次。

功效 降脂，通便。用于高血脂、便秘等症，忌久服。

番泻叶鸡蛋汤

原料 番泻叶 5 ~ 10 克，鸡蛋 1 只，菠菜少许，精盐适量。

做法 番泻叶水煎去渣取汁，鸡蛋打碎搅散，将蛋液倒入药汁中，加菠菜、精盐等调味，煮沸即可食用。

功效 泻下通便。

番泻叶炖母鸡

原料 番泻叶 5 克，母鸡 250 克，精盐、味精各 2 克，酱油、料酒各 6 毫升，葱段、姜片各 6 克。

做法 炖至鸡肉熟透即可，佐餐食用。

功效 化积通便，清热。

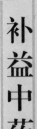

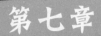

第七章

消食化积

山楂 消食化积，行气散瘀

简介 山楂，又名山里果、山里红、酸里红。为蔷薇科植物山里红和山楂的干燥成熟果实。全国均有。果熟时采收，切片晒干，炒至变色入药。

性味归经

性微温，味酸、甘。归脾、胃、肝经。

功效主治

消食化积，行气散瘀。促进消化，用于油腻肉食引起的食积；用于产后瘀阻腹痛、恶露不净、血瘀、闭经、痛经等；用于疝气或睾丸坠痛。

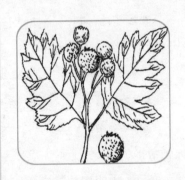

选购储存

北山楂以片大、皮红、肉厚者为佳；南山楂以个匀、色棕红、肉厚者为佳。置于有盖容器中保存，防潮、防蛀。

用药宜忌

内服：煎汤，每次 10 ~ 30 克，或生吃。

脾胃虚弱者、胃酸过多者不能服用。

妙方精选

消化不良：山楂、炒麦芽各 9 克。水煎当茶饮。

呃逆：口服生山楂汁，成人每次 15 毫升，每日 3 次。

闭经：山楂肉 45 克，煎取浓汁，加红糖 30 克，略沸溶化。分早晚空腹饮服。

冻疮：局部未溃者用山楂 120 克，水 2500 毫升，煎半个小时后去渣，温洗患处，每日 1 次，一般 3 日可愈。局部已溃糜烂者，将鲜山楂砸成糊状，或用干山楂水煮后砸成糊状外敷，每日换药 1 次，7 日可愈。

受寒痛经：炒山楂 15 克，干艾叶 12 克，红糖 30 克。干艾叶、炒山楂水煎，去渣取汁 300 毫升，入红糖调服，每日 2 次，连服 3 天。

补益药膳

山楂荷叶决明汤

原料 山楂、决明子各 15 克，荷叶半张。

做法 山楂切片，荷叶切丝，与决明子加水煎，服汤汁。

功效 祛脂降压，减肥健身。

山楂粥

原料 鲜山楂、粳米各 50 克，冰糖适量。

做法 山楂切片，去核，与粳米煮粥，粥将熟时加入冰糖至溶化，调匀即成。

功效 健脾胃，消食积。

山楂菊花决明饮

原料 菊花、山楂、决明子各 15 克。

做法 以上三味药材洗净放锅中，加入清水适量，煎煮成汁。

功效 健脾消食。

麦芽 健脾养胃，行气消食

简介 麦芽，又名麦蘖。为禾本科植物大麦的成熟果实经发芽干燥而得。炒黄或炒焦入药，也可生用。

性味归经

性平，味甘。归脾、胃、肝经。

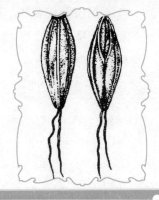

功效主治

健脾养胃，行气消食，退乳消胀。治脘腹胀痛、食积不消、脾虚食少、乳房胀痛、乳汁郁积、妇女断乳等病症。

选购储存

以色黄、颗粒大而饱满、短芽完整、粉质者为佳。置于阴凉、干燥处保存，注意防霉、防鼠。

用药宜忌

10～15克，最大剂量可用至30～120克，水煎服或入丸、散。

无积滞者、孕妇应谨慎服用；妇女哺乳期需忌服。

妙方精选

打嗝：麦芽124克，神曲62克，白术、橘皮各31克。以上共研为末，做成绿豆大丸，蒸熟，每次以人参汤送服30～50丸。

消化不良：生山楂、炒麦芽各9克。水煎当茶饮。

厌食症：炒麦芽25克，绿茶5克。将炒过的麦芽与茶叶一起放入杯中，加入沸水冲泡10分钟即可。

发烧：水芹、麦芽各15克，车前子10克。水煎当茶饮，对小儿发热或内有湿热者较为适宜。

补益药膳

麦芽山楂瘦肉汤

原料 生麦芽、鲜山楂各50克，荷叶20克，灯心花5朵，瘦肉350克。

做法 都用清水洗净，瘦肉洗净切块。瓦煲内倒适量水，煮开后将所有材料放入。中火煲约1小时至熟，加精盐调味即可。

功效 利尿解毒。

麦芽山楂蛋羹

原料 鸡蛋2个，麦芽15克，山楂20克，山药15克，精盐、淀粉各适量。

做法 将麦芽、山楂、山药洗净，放入锅内，加适量清水，煮1小时左右，去药渣，备用。鸡蛋去壳搅拌均匀，淀粉用水调成糊状，将药汁

侧栏：补益中药食养 一本通

煮沸，加入蛋液及淀粉糊，边下边搅拌，加精盐调味即可。

功效 健脾开胃。

萝卜汁煮麦芽糖

原料 白萝卜1000克，麦芽糖50克。

做法 萝卜洗净，切碎绞汁，加入麦芽糖，隔水炖熟。热饮，每日1次。

功效 清热解毒，润燥利咽。适用于咽炎。

鸡内金　消食化积，化石通淋

简介 鸡内金，又名内金、鸡肫、鸡肫衣、鸡食皮、鸡中金、化石胆、鸡合子、鸡黄皮、鸡肫内黄皮。鸡内金为雉科动物家鸡的沙囊内壁。产于全国各地。

性味归经

性平，味甘。归脾、胃、小肠、膀胱经。

功效主治

消食化积，化石通淋，止遗尿。用于食积不化、反胃嘈杂、脾虚泄泻、完谷不化、小儿疳积、泌尿系结石、小便涩痛及小儿遗尿等症。

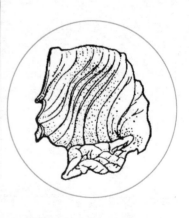

选购储存

以个大、色黄、完整、少破碎者为佳。置干燥处，防蛀。

用药宜忌

内服：煎汤，3～9克；或研末，1.5～3克；或入丸、散。外用：适量，生贴或研末调敷。

脾虚无食积者慎用。

妙方精选

泌尿系统结石：鸡内金适量，以小火烘干（不宜高热久炒），碾细末。每次用 10 克，沸水泡 15 分钟，清晨空腹服。服后跑步，以助结石排出。

遗尿：鸡内金 30 克，焙干碾细末。每次 5 克，早、晚各 1 次，温开水送服。

饮食过量：鸡内金 9 克，大麦（炒香）12 克。水煎服。

遗精：鸡内金 18 克，炒焦碾末。分 6 包，早、晚各 1 包，以热黄酒半盅冲服。

补益药膳

鸡内金菠菜根粥

原料 菠菜根 250 克，鸡内金 10 克，大米 60 克，精盐少许。

做法 菠菜根洗净后切碎；鸡内金冲洗干净；大米洗净浸泡约 1 小时。锅中放入菠菜根、鸡内金，加入适量水煎煮约 30 分钟。将大米加入锅中继续煮至米粒熟烂。然后放入少许精盐调味即可。

功效 本粥有健脾养胃、补血补虚之功效。尤其适用于贫血、食欲不振患者服用。

鸡内金羊肉汤

原料 羊肉 250 克，鸡内金、大枣、干姜各 15 克，葱、精盐、味精、黄酒各适量。

做法 羊肉切块、炒干，放入鸡内金、大枣、干姜、葱，加入清水、黄酒，用中火炖约 2 小时，再加入精盐、味精等调味。

功效 温胃散寒。适用于脾胃虚寒引起的慢性肠炎、腹中冷痛、肠鸣泄泻、大便水样等症状，但肠胃湿热泄泻、外感发热者不宜用。

内金菠菜汤

原料 鸡内金 10 克，菠菜（带根）100 克，精盐、醋、葱、大蒜各 5 克，植物油 20 克。

做法 鸡内金烘干，研成细粉；菠菜洗净，切成 5 厘米长的段；大蒜去皮，切片，葱切花。把炒锅置武火上烧热，加入植物油，烧至六成热时，下入葱、大蒜煸香，加入清水 500 毫升，烧沸。投入菠菜，撒入鸡内金粉，加醋、精盐，再煮 8 分钟即成。

功效 润肠通便。适合上中消型糖尿病患者兼大便秘结者饮用。

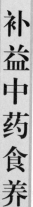

神曲 健脾和胃，消食化积

简介 神曲，又名六神曲。神曲为面粉或麸皮与杏仁泥、赤小豆粉以及鲜辣蓼、鲜青蒿、鲜苍耳等药物混合拌匀后，经发酵而成的加工品。产于全国各地。

性味归经

性温，味甘、辛。归脾、胃经。

功效主治

健脾和胃，消食化积。主饮食停滞、消化不良、脘腹胀满、食欲不振、呕吐泻痢。

选购储存

以存放陈久、无虫蛀、香气醇者为佳。置于通风干燥处，防潮、防蛀。

用药宜忌

6～15克，水煎服或入丸、散。

脾阴虚、胃火盛者不宜用。

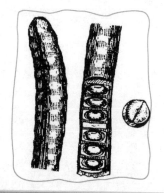

妙方精选

胃痛：神曲、山楂、鸡内金、莱菔子、枳实、槟榔、法半夏各 10 克，陈皮 6 克，砂仁（捣）5 克，茯苓 15 克，每日 1 剂，水煎，分 3 次服。10 日为 1 个疗程。

小儿厌食：神曲、陈皮、鸡内金各 50 克，太子参、炒麦芽、茯苓各 100 克，芡实 150 克，豆蔻 25 克。将诸药共研为细末，每次 10 克，放入适量粳、糯米粉中，煮熟成糊状内服，每日 2 次。7 日为 1 个疗程，连用 3 个疗程。

健美消脂：山楂 20 克，神曲、麦芽、莱菔子、泽泻、云茯苓、草决明、茶叶、藿香、赤大豆、陈皮、夏枯草各 7 克，水煎服。每日 1 剂。

补益中药食养一本通

补益药膳

消谷丸

原料 神曲 180 克，炒乌梅肉 120 克，炮姜 120 克，麦芽 90 克。

做法 将诸药研为细末，炼蜜为丸。每日服用 3 次，每次 6 克，用温开水或米汤送服。

功效 主治脾胃虚弱、不能消化谷物、口中无味等症。

消食饼

原料 神曲 30 克，鲜山楂 250 克，白术 150 克，面粉、精盐、精制植物油各适量。

做法 山楂洗净，放入锅内，加入清水，煮熟取出，去皮、去核，制成山楂泥；白术、神曲研成细粉。将山楂泥、白术、神曲放入盆中，加入精盐、面粉、清水，和成面团，制成大小均匀的薄饼；平锅上火，涂上植物油，放入薄饼，烙至两面金黄，薄饼熟透即成。

功效 健脾养胃，消食化积。

姜糖神曲茶

原料 生姜 2 片，神曲半块，白糖适量。

做法 将生姜、神曲、白糖同放罐内，加水煮沸即成。代茶随量饮或每日 2～3 次。

功效 健脾温中，止涎。适用于小儿流涎。

莱菔子 祛痰平喘，祛瘀消食

简介 莱菔子，又名萝卜子、杜卜子。为十字花科一年生或二年生草本植物萝卜的种子。产于全国各地。

性味归经

性平，味辛、甘。归脾、胃、肺经。

功效主治

消食积，祛瘀滞。适用于食积不化、脾胃气滞引起的腹胀腹满、嗳气吞酸、腹泻以及痰壅气喘、咳嗽兼食积等；醋调外敷还可消肿毒。

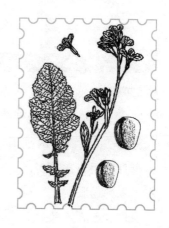

选购储存

以颗粒饱满、无杂质、油性大、色红者为佳。置于通风、干燥处保存，防潮、防蛀。

用药宜忌

内服：煎汤，每次 6 ~ 12 克，或入丸、散。外用：适量，碾末调敷于患处。

中气虚弱者应谨慎服用；与人参不宜同食。

妙 方 精 选

食积：莱菔子 15 克，白芍药 9 克，大黄 3 克，木香 1.5 克，将诸药放入砂锅中，加水煎煮 30 分钟，取汁，每日 1 剂，分 2 次温服。

百日咳：莱菔子适量，焙燥，研为细粉，每次以白砂糖水送服少许，每日数回。

牙疼：莱菔子 14 粒，去赤皮，研为细末。用人乳和，左边牙痛，即于右鼻中点少许，右边牙疼，即左鼻中点之。

补 益 药 膳

莱菔橄榄茶

原料 莱菔子、鲜橄榄各 10 克。

做法 将两味药材放入杯中；以适量沸水冲泡，加盖闷 20 分钟即可饮用。

功效 消食除胀，温肺化痰。

莱菔子粳米粥

原料 炒莱菔子 10 克，粳米 50 克。

做法 将莱菔子水洗过滤，加水煮 20 分钟，取汁 100 毫升，加入粳米，再加水 350 毫升，煮为稀粥，每日 2 次，温热服食。

功效 下气化痰，健脾消食。

莱菔子饮

原料 莱菔子 15 克，白糖 30 克。

做法 莱菔子洗净，放入炖杯内，加清水 200 毫升；炖杯置大火上烧沸，再用小火煮 25 分钟，滤去莱菔子，留汁；在莱菔子汁内加白糖，拌匀即成。

功效 祛痰化瘀。

第八章

收敛固涩

莲子 养心益肾，补脾止泻

简介 莲子，又名莲肉、莲米、莲实、藕实、泽芝、莲子肉、莲蓬子、水芝丹。莲子为睡莲科多年生水生植物莲的成熟种子。产于湖南、福建、江苏等地。

性味归经

性平，味甘、涩。归脾、肾、心经。

功效主治

养心益肾。用于心肾不足之遗精，也用于白带过多。补脾止泻。用于脾虚之久痢、久泻，常配白术、芡实。

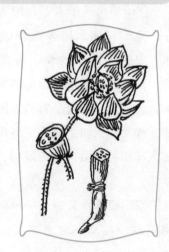

选购储存

以颗粒大、饱满、整齐者为佳；石莲子以色黑、饱满、质重坚硬者为佳。置于阴凉、干燥处保存，注意防潮、防蛀、防鼠，常翻晒，可与花椒一起储存。

用药宜忌

水煎服，每次 6～15 克，去心捣碎用。
腹部胀满及大便燥结难解者忌服。

妙方精选

体虚多梦、遗精： 莲子肉 100 克，放入砂锅内，焖煨 3 小时至熟烂；加

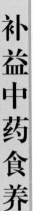

入冰糖100克，香油10毫升。午睡后食用。

小便赤浊：莲子60克，甘草10克。碾末，煎汤每次服6克。

高血压：莲子心1.5克，开水泡，代茶饮。

目赤昏花：莲子心1.5克，菊花6克。开水泡，代茶饮。

老年体虚：莲子30克，煮酥，加红糖、黄酒各30克、鸡蛋1个，煮熟，作点心，临睡前食用。

补益药膳

莲子龙眼煨猪肉

原料 莲子50克，龙眼肉20克，猪瘦肉250克，葱、姜各适量，精盐3克，料酒15克，味精1克。

做法 将莲子去芯，用清水把莲子、龙眼洗净；猪瘦肉切成长3厘米、厚1.5厘米的块。将莲子、龙眼、猪肉放入砂锅内，加适量水，再加入葱、姜、精盐、料酒，用武火烧沸，改用文火炖至肉熟烂即可。吃时加入味精，吃猪肉、龙眼肉、莲子并饮汤。

功效 养心润肺，安神抗衰。适用于脑神经衰弱之失眠、记忆力减退，用脑者常食可防脑衰。阴虚畏寒体质者不宜吃。

莲粉鹅

原料 莲子、茯苓、山药、枸杞子各15克，鹅肉250克，食用油、精盐、酒各适量。

做法 将莲子、茯苓、山药、枸杞子混匀，煎成药汁。鹅肉洗净，切块，用酒、精盐腌过，再将鹅肉块倒入油锅内，炸至金黄色，加药汁烧干即可。

功效 补益气血。治气血虚弱、神疲乏力、气短懒言、精神委靡、失眠健忘等。

莲子龙眼汤

原料 莲子、芡实各30克，薏仁50克，龙眼肉8克。蜂蜜适量。

做法 先将莲子、芡实、薏仁、龙眼肉四味一起放入砂锅内。加500毫升清水，以小火炖煮1小时，再加入少许蜂蜜调味即可。

功效 健脾益气，补血润肤。主治黄褐斑、脾气虚弱证，如面色萎黄、斑片对称、神疲乏力、食少纳呆、心悸失眠、大便不实等。

补益中药食养 一本通

五味子 <small>收敛固涩，补肾宁心</small>

简介 五味子，又名山花椒、乌梅子、软枣子、玄及、会及。为木兰科藤本植物五味子、华中五味子的果实。产于我国东北、华北和四川、湖北、陕西、山西等地。

性味归经

性温，味酸、甘。归肺、心、肾经。

功效主治

收敛固涩，益气生津，补肾宁心。适用于久咳虚喘、津伤口渴、消渴、表虚自汗、阴虚盗汗、梦遗滑精、肾虚久泻、遗尿尿频、虚烦心悸、失眠多梦、慢性肝炎等症。

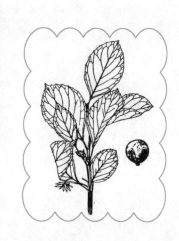

选购储存

为不规则球形或扁球形，以紫红色、颗粒大、肉厚、有油性及光泽者为最佳。置于阴凉、干燥处保存，注意防霉、防蛀。

用药宜忌

煎汤，每次3~6克；研末服，每次1~3克；外用适量，可以煎洗或研末敷。

外有表邪、内有实热以及麻疹患者不能服用。溃疡病患者忌用。本品不能与磺胺类、氨基糖苷类、氢氧化铝、氨茶碱、阿司匹林、消炎痛等药物同服。

妙方精选

肾虚遗精：五味子、山药、肉苁蓉、泽泻、茯苓、知母各等份，碾细粉拌匀，炼蜜为丸。每次服10克，每日服2次，淡盐水送服。

慢性病毒性肝炎：紫丹参、北五味子各20克，板蓝根10克，一起碾成

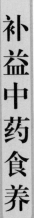

补益中药食养一本通

粉，炼蜜为丸。每服9克，日服3次。

肺虚咳喘：五味子250克，蒸烂去子，熬稀膏，调入蜂蜜适量，再上火熬熟，待冷贮瓷器中。每次1汤匙，开水冲服。

遗精滑泄：五味子100克，核桃仁250克。五味子水浸泡1夜，去核，与核桃仁同炒至干松，捣粗末。每次9克，开水冲服。

补益药膳

五味子鲈鱼煲

原料 五味子15克，鲈鱼1条（500克），料酒10克，精盐5克，味精3克，姜5克，葱10克，胡椒粉3克，棒子骨汤3000毫升。

做法 将五味子洗净，去杂质；鲈鱼宰杀后，去鳞、鳃及肠杂，剁成6厘米长的块；姜拍松，葱切段。将五味子、鲈鱼、姜、葱、精盐、味精、胡椒粉、料酒、棒子骨汤同放煲内。将煲置炉上武火烧沸，煮熟即成。

功效 益气生津，补肾养心，收敛固涩。适用于肺虚咳嗽、津亏口渴、自汗、盗汗、慢性腹泻、神经衰弱、更年期综合征等症。

五味子鸡蛋汤

原料 五味子20克，鸡蛋1个。

做法 五味子洗净，浸泡，用大约700毫升清水和鸡蛋一起煎煮，蛋熟后捞起放在冷水中浸泡片刻，去壳后再放回煎煮约1小时，煲至汤汁剩250毫升，加入少许白糖便可。本品可单独服用，也可佐餐，宜经常服用。

功效 本品兼有补气和养阴的功效，既为时下汤饮，又是气阴两虚所致的肺结核患者的辅疗汤水。

山药五味子甜粥

原料 粳米50克，山药100克，龙眼肉10克，五味子5克，荔枝肉10克，白糖20克。

做法 将粳米淘洗干净，浸泡好备用；山药刮洗干净，切成小薄片；将龙眼肉、荔枝肉、五味子均洗净备用。锅中加入约1000毫升冷水，将粳米、山药片、龙眼肉、荔枝肉、五味子一起放入，用小火煎煮。待米烂粥稠时，用白糖调好味，稍焖片刻即可。

功效 益气，敛阴，固涩。

补益中药食养一本通

乌梅 生津止渴，涩肠止泻

简介 乌梅，又名梅实。为蔷薇科植物梅的干燥近成熟果实。主产于江南。果实近成熟时采收，低温烘干入药。

性味归经
性平，味酸、涩。归肝、脾、肺、大肠经。

功效主治
安神，止痢，止血，生津，安蛔。主治崩漏、尿血便血、久咳不止、止泻不止等症。

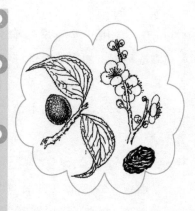

选购储存
以个大肉厚、外皮乌黑色、核小柔润、不破裂、味极酸者为佳。置于阴凉干燥处保存，注意防潮。

用药宜忌
内服：煎汤，每次5~10克；或入丸、散。外用：适量，煅碾末擦或煎汤洗。

忌多食或久食。患感冒发热、咳嗽多痰、胸膈痞闷者应忌食；菌痢、肠炎的初期忌食；妇女正常月经期以及怀孕妇人产前产后忌食；有实邪者忌服。

妙方精选

口渴、多汗、乏力：太子参、乌梅各15克，甘草6克，冰糖（或白糖）适量。前三味药材水煎，加白糖，代茶饮。

阴虚盗汗症：大枣10枚，乌梅5~10个，冰糖适量。共煎汤。分2~3次服用。

慢性胃炎：乌梅20克，红糖适量。乌梅和红糖一起加入600毫升水中，煮至400毫升，除去药渣饮用。

虚寒型痢疾：胡椒10粒，乌梅5个，茶叶5克。将原料碾细末，用沸水冲饮。每日2次，连饮5天。

补益药膳

乌梅粥

原料 乌梅 15 克，红枣 5 克，冰糖 50 克，粳米 100 克。

做法 先将乌梅洗净，入锅加水 200 毫升煎煮至减半，去渣取汁，再与淘洗干净的粳米、红枣一同加水 900 毫升。先用旺火烧开，再转用文火熬煮成稀粥，加入冰糖继续煮至粥成。每日早晚空腹食用。

功效 益气养胃，利水消肿，收敛生津，安蛔驱虫，抗癌。

乌梅干姜茶

原料 乌梅 500 克，甘草末 60 克，干姜末 15 克，白砂糖 120 克。

做法 乌梅放入温水中，泡软后去核，放入瓷碗内；将瓷碗放入蒸笼蒸半小时，取出，并捣碎。乌梅泥、甘草末、姜末、白砂糖一起放入瓷碗，搅拌均匀，再放入蒸笼，蒸透即可。每次取适量，加白糖冲泡即可。不拘时饮用。

功效 此茶中乌梅配以白砂糖，可生津止渴；配以干姜，则生化脾胃阳气而祛寒气。因此，此茶具有滋阴补阳的双重功效。

乌梅冰糖酒

原料 乌梅 20 克，冰糖 15 克，低度白酒 500 毫升。

做法 把乌梅、冰糖一同放入玻璃瓶中，加白酒密封浸泡 7 日即可。每日早晚各饮用 1 小杯（约 10 毫升）。

功效 生津止呕，和胃降气。

芡实 补中益气，健脾固精

简介 芡实，又名鸡头米。为睡莲科植物芡的干燥成熟种仁。全国平原地区池、湖中均有。秋季采收、去壳晒干入药。

性味归经

性平，味甘、涩。归脾、肾经。

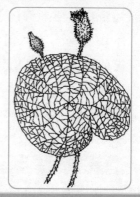

功效主治

治风湿性关节炎、腰背膝痛。补中益气，提神强志，令人耳目聪明。还能开胃助气补肾，治小便频繁、遗精、带下。

选购储存

以颗粒饱满均匀、断面粉性足、无碎末及皮壳者为佳。暴晒后带热密封，置于通风、干燥处保存，注意防蛀、防鼠。

用药宜忌

内服入煎剂，每次 10～15 克，也可入丸、散。止泻、止带宜炒用；固精益肾宜生用。

大小便不利者不宜用。

妙方精选

遗精： 芡实、山药各 30 克，莲子 15 克，茯神 6 克，酸枣仁 9 克，党参 13 克，每日 1 剂，水煎，分 3 次服。

白带异常： 芡实、莲子、葵花茎心各 30 克，韭菜根 35 克，冬瓜子 20 克，每日 1 剂，水煎，分 3 次服。

脾虚久泻： 芡实 15 克，莲子（去心）20 克，山药 18 克，薏苡仁 15 克，加水煮烂，加白糖适量，分 2 次连渣服。

小便频数： 芡实、秋石、白茯苓、莲子各 100 克，共研为粉末，加蒸枣制丸，如梧子大。每次 30 丸，空腹用淡盐水送服。

补益药膳

芡实煲鸭汤

原料 芡实 50 克，枸杞子 20 克，金樱子 10 克，鸭子 1 只，精盐少许。

做法 将鸭子去毛及内脏，洗净切为小块，加诸药及精盐炖煮 1～2 小时至熟，3～4 人食肉喝汤。

功效 健脾养胃，益肾固精。

怀山芡实粥

原料 怀山药 50 克，芡实 30 克，粳米 100 克，胡椒粉 6 克，精盐 3 克。

做法 将怀山药切片洗净，芡实

去杂质洗净，粳米淘洗干净。将粳米、怀山药、芡实放入锅内，加水适量，置武火上烧沸，再用文火煮40分钟，加入胡椒粉、食盐搅匀即成。

功效 暖脾胃，止泄泻。对肠炎泄泻患者尤佳。

芡实蜜饮

原料 芡实30克，白果仁、大枣、莲藕各40克，桂圆肉10克，冰糖、蜂蜜各2大匙。

做法 以上材料分别稍冲洗。莲藕洗净去皮，切小块备用。锅内入白果、芡实、莲藕及水200毫升，以大火煮开，改小火煮至熟烂（约1小时），再入大枣、桂圆续煮约30分钟，加冰糖煮溶，熄火待凉，最后调入蜂蜜即可。

功效 治疗女性带下，同时对男性有强精壮阳作用。

山茱萸 涩精缩尿，敛汗固脱

简介 山茱萸，又名山萸肉、枣皮。为山茱萸科植物山茱萸的干燥成熟果肉。主产于华北、陕西、四川。果实成熟时采收，沸水略烫，去核干燥入药。

性味归经

性微温，味酸涩。归肝、肾经。

功效主治

补益肝肾，涩精缩尿，敛汗固脱。用于阳痿、遗精、高血压、体虚汗出、少年白发、小便频数、腰肌劳损等症。

选购储存

以表面色枣红、块大、肉厚质柔软、具有香气、无核、味酸微苦者为佳。贮于有盖容器中，置于通风干燥处，防蛀。

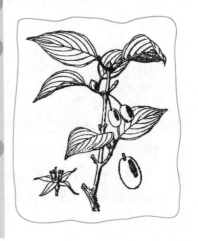

用药宜忌

常用量：每日5～10克。大剂量可用至30克。煎汤或入丸、散。

命门火炽、肝阳上亢、素有湿热、小便不利者要忌服。不可与桔梗、防风、防己配伍。宜与粳米、白糖、甲鱼、大枣、大葱等搭配食用。

妙方精选

遗尿：山茱萸、覆盆子、茯苓各9克，附子3克，熟地12克，水煎服。

肩周炎：山茱萸单味适量，水煎服。

牙龈出血：山茱萸、枸杞子各10克，加水400毫升，煮沸，饮用。待服尽再用开水浸泡，反复几次，药尽时，可将山萸肉、枸杞子嚼食，20天为1个疗程。

延缓衰老：取枸杞子、黄精各15克，山茱萸9克，冰糖适量，水煎服，每日1剂。

补益药膳

山茱萸牡丹炖甲鱼

原料 甲鱼200克，山茱萸20克，大枣（干）10克，牡丹皮8克，大葱5克，姜5克，精盐2克，味精1克。

做法 甲鱼去头爪、内脏，洗净，用开水汆一下，放入砂锅中备用；大葱、姜洗净，切片。将山茱萸、牡丹皮放入锅内，加入适量清水，煮20分钟，再将煮好的汁倒入炖甲鱼的砂锅内。放入大葱、姜、大枣，先用小火炖熬1个小时，再放入精盐、味精即可。

功效 滋补肝肾。

山茱萸香菇炖鹌鹑

原料 山茱萸10克，鹌鹑4只，火腿肠30克，玉兰片30克，香菇30克，白菜心150克，料酒、精盐、味精、姜片、葱段、胡椒粉各适量。

做法 鹌鹑洗净，汆去血水，切块；山茱萸洗净；火腿肠切薄片；香菇、玉兰片分别浸泡洗净，切薄片；白菜心洗净，切段。炖锅内放入鹌鹑、山茱萸、火腿肠、香菇、玉兰片、料酒及姜片、葱段，小火炖煮35分钟，加入白菜心、精盐、味精、胡椒粉，稍煮即可。

功效 补益肝肾，收敛固涩。

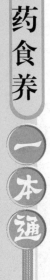

山茱萸羊肉米粥

原料 粳米 60 克，羊肉（瘦）60 克，山茱萸 15 克，精盐 1 克，葱白 5 克，姜 5 克。

做法 将山茱萸、羊肉分别洗净后切细；葱白切段；姜切片。用砂锅煎煮山茱萸，取汁去渣，入羊肉、粳米同煮沸后，加入精盐、葱白段、姜片，煮为稀粥。

功效 补肾助阳，健脾养胃，润肠通便。

第九章

温中暖胃

丁香 温中降逆，温肾助阳

> **简介** 丁香，又名丁子香、公丁香、雄丁香、百里馨等。为桃金娘科植物丁香的干燥花蕾。产于海南、广东等地。

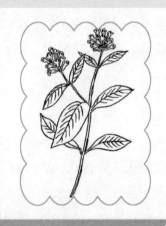

性味归经

性温，味辛。归胃、脾、肾经。

功效主治

温中降逆，温肾助阳。可止五色毒痢，疗五痔；还能治冷劳反胃、鬼疰虫毒；可杀酒毒，消胁肋间硬条块；疗肾气奔豚气、阴痛腹痛，壮阳，暖腰膝；疗呕逆，去胃寒，理元气。

选购储存

以颗粒粗大、鲜紫棕色、香气强烈、油多者为佳。密封，置于阴凉、干燥处保存（30℃以下），以免香气散失。

用药宜忌

煎服，2～5克；或入丸、散剂。

不宜与郁金同用；不能用水洗，以免挥发油散失。

妙方精选

口臭：木香10克，丁香6克，藿香、白芷各12克，葛根30克，煎汤含漱。

脾胃虚寒、吐泻食少：丁香3克，砂仁5克，白术9克，共研为粉末，每次1.5~3克，每日2~3次。

心口痛不止：丁香25克，桂心50克，捣成粉末，每次5克，于饭前用热酒调服。

呃逆：丁香与代赭石、柿蒂、石膏、玄明粉、知母、竹茹等配伍，水煎服。

补益药膳

丁香雪梨

原料 大雪梨1个，丁香15粒，冰糖20克。

做法 将梨子冲洗后削去表皮，再洗干净，用竹签在梨上均匀地戳15个小孔；丁香洗净待用。将丁香一粒粒地插入梨子的每一小孔，再把梨子装在盅内（梨子的大小要合适、刚好被盅装下），盅口用纸封严，放入蒸笼内，蒸约30分钟即可。在锅内将冰糖加水少许溶化，熬成糖汁待用。取出梨盅后，揭去纸，将梨子倒在盘内，抠去丁香，浇上冰糖汁即成。

功效 理气化痰，益胃降逆。对痰气交阻或胃阴亏虚之噎隔阻塞、吞咽困难、反胃呕吐等症有一定疗效。

丁香鱼丸火锅

原料 丁香6克，蛤蜊肉200克，鱼丸、虾仁各100克，墨鱼2条，鸡汤4碗，粉丝、芹菜、冻豆腐、葱、味精、葡萄酒各适量。

做法 将蛤蜊肉、虾仁洗净备用；鱼丸切片；墨鱼除去腹内杂物洗净后，在沸水锅里速烫一下，然后切成2片；粉丝用热水泡软，切成段；芹菜切成寸段；冻豆腐切成小块；葱切小段。将以上各食材先各放一半入锅，汤也加入一半，放入丁香，并可加入适量葡萄酒、味精、精盐，大火烧5~6分钟后，即可趁热吃，边吃边加另一半食材。

功效 暖胃强身。

丁香肉桂卤汁鸭

原料 丁香、肉桂、草豆蔻各5克，鸭子1只，葱3根，姜300克，冰糖10克，精盐及味精各少许。

卤汁：八角3个，花椒1/2小匙，酱油膏1/2杯，麻油适量，水3000毫升。

做法 将鸭子洗净，去除内脏；用3500毫升清水煎煮丁香、肉桂、草豆蔻2次，每次20分钟，滤出约3000毫升药汁，并将药汁倒入砂锅中。将鸭子放入砂锅中，加上葱、姜，用小火煮至七分熟，再捞出放凉。在锅中放入卤汁，再将鸭子卤至全熟后捞出切片，接着在卤汁中加入冰糖以及精盐、味精，用小火继续

卤，并将烧沸的卤汁浇到切片的鸭肉上，与鸭肉一同进食。

功效 理气温中，止痛。对脾胃虚弱、咳嗽、水肿均有较好疗效。

小茴香 散寒止痛，理气和胃

简介 小茴香，又名茴香、怀香。为伞形科植物小茴香的成熟种子。全国均产。秋季采收，晒干入药。盐水炙炒至微黄色叫"盐小茴香"。

性味归经

性温，味辛。归肝、脾、胃、肾经。

功效主治

散寒止痛，理气和胃。治寒疝腹痛、脘腹冷痛、胃寒气逆、呕吐少食。现代常用于慢性睾丸炎、睾丸结核、嵌闭性小肠疝、慢性胃炎、胃肠痉挛、消化不良等症。

选购储存

以颗粒均匀、饱满、黄绿色、香之味甜者为佳。放入有盖容器内，置于阴凉、干燥处保存。

用药宜忌

水煎服，3～6克。

小茴香味辛，性温，热证及阴虚火旺者忌用。

妙方精选

腰痛：小茴香、巴戟天、杜仲各10克，桑寄生15克，水煎服。

胃溃疡：小茴香、香附、白芷各10克，乌贼骨、炒田七粉各15克，延胡索12克，大黄6克。将以上药共研为细末，装入1号空心胶囊内，每日3

痛经：小茴香、川芎、当归、香附各 10 克，吴茱萸 3 克，姜半夏、炒白芍各 12 克，延胡索、党参各 15 克，炙甘草 8 克。将以上药加水适量，煎至 400 毫升，每日 1 剂，分 2 次温服。

疝气：小茴香、柴胡各 10 克，荔枝核 32 克，青皮、赤芍各 8 克，延胡索、川楝子（炒香）、川厚朴各 12 克，橘核 20 克，昆布 15 克（先洗去盐分），蜜枣 3 枚。将以上药加水适量，煎至 400 毫升，每日 1 剂，分 2 次温服，连服 3 ~ 5 剂。

◎ 补益药膳

小茴香蒸鲈鱼

原料 小茴香 15 克，大蒜 30 克，鲈鱼 300 克，料酒、姜、葱、蒜、精盐、酱油、白糖各适量。

做法 鲈鱼宰杀后，去鳃及内脏，洗净；小茴香洗净；蒜去皮，洗净后切片；姜洗净切片；葱洗净切段。把鲈鱼放入蒸盆中，注入适量水，加入小茴香、蒜片、料酒、姜片、葱段、精盐、白糖。将蒸盆放入笼屉中，大火蒸约 30 分钟即成。

功效 祛腹水，健脾补肝。

小茴香牛肉块

原料 瘦牛肉 400 克，白芝麻 200 克，奶油 50 克，小茴香 15 克，酱油、白糖各适量。

做法 牛肉洗净切块；白芝麻炒香，碾为细末备用。牛肉块和白芝麻末拌匀，使芝麻末均匀沾在牛肉上。

小茴香用小火炒出香味，碾末后也撒在牛肉块上。锅中放入奶油，以大火熬化，然后下入牛肉块后炒制片刻，加入酱油、白糖调味，再以小火煮约 30 分钟即可。

功效 强肾健体，理气和中。

小茴香羊肉

原料 羊肉 1000 克，大蒜 150 克，小茴香、花椒、黄酱、酱油、精盐各适量。

做法 羊肉洗净，分 4 块放入沸水中焯透；大蒜剁成蓉；锅内放适量油，下黄酱翻炒，加酱油、花椒、小茴香、精盐制成酱汤；放入羊肉，小火酱熟，切成片。炒锅放入油，下蒜蓉炒香，放入羊肉片，加入精盐、清水稍焖即可。

功效 温中散寒。

补益中药食养 一本通

干姜 燥湿消痰，温中散寒

简介 干姜，又名白姜、均姜、干生姜。为姜科植物姜的干燥根茎。产于四川、广东、广西、湖北、贵州、福建等地。

性味归经

性大热，味大辛。归心、肺、胃经。

功效主治

燥湿消痰，温中散寒。主治肢冷脉微、呕吐泄泻、脘腹冷痛等症。

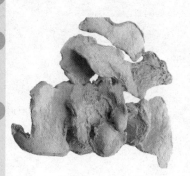

选购储存

以质坚实、断面色黄白、粉性足、气味浓者为佳。用袋或保鲜膜包装，存放在11～14℃的环境，用麻袋包装，置于干燥处，防潮、防蛀。

用药宜忌

3～10克，水煎服。

血热妄行与阴虚内热者均应禁服；干姜与辣椒最好不要同食，否则容易生热助火。

妙方精选

久痢：干姜、黄连、厚朴各6克，焦白术、山药各30克，炙甘草、炒白芍、焦山楂、焦槟榔、石榴皮各10克，水煎服。

寒性哮喘：干姜、麻黄各6克，细辛、五味子、甘草各3克，半夏、苏子、白芥子各9克，水煎服。

风寒湿痹：干姜30克，黄酒500毫升。将干姜捣碎，置于砂锅内，加入黄酒，煎至300毫升，过滤去渣，备用。口服，每次20毫升，每日2次。

二姜养生粥

原料 干姜 1 ~ 3 克，高良姜 3 ~ 5 克，粳米 100 克。

做法 先煎干姜、高良姜，取汁去渣，再入粳米同煮为粥。

功效 暖和脾胃，散寒止痛。

赤石脂干姜粥

原料 赤石脂 30 克，干姜 10 克，粳米 60 克。

做法 赤石脂打碎，与干姜入锅，加水 300 毫升，煎至 100 毫升，去渣取汁备用。粳米煮为稀粥，加入药汁，煮开 1 ~ 2 沸。

功效 温中健脾，涩肠止痢。

四逆散寒羊肉汤

原料 羊腿肉 250 克，熟附片 12 克，党参 30 克，干姜、炙甘草各 10 克，葱、花椒各适量。

做法 以上药材装入纱布袋内，与羊腿肉 250 克（切块）同炖，肉烂后去药包，加盐、味精调味即可。

功效 温阳散寒。

花椒 温中止痛，杀虫止痒

简介 花椒，又名川椒、蜀椒、巴椒、大椒、秦椒、南椒、点椒、红椒。产于我国大部分地区。

性味归经

性温，味辛。归脾、胃、肾经。

功效主治

温中止痛，杀虫止痒。主治脾胃寒凝、脾胃虚寒或寒湿中阻之脘腹冷痛、呕吐、泄泻、蛔虫腹痛、厥逆、湿疹瘙痒、妇女阴痒。

选购储存

以鲜红、皮细、均匀、无杂质者为佳，置干燥处。

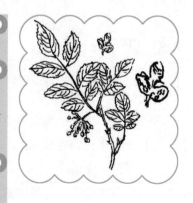

补益中药食养 一本通

用药宜忌

内服：水煎服，每次 3～5 克。外用：适量。

阴虚火旺者忌服。孕妇慎用。不可多食、久食，避免耗气过甚。不宜与款冬、栝楼、雄黄、附子、防风等同用。

妙方精选

牙痛：花椒 15 克，醋 60 毫升，共煎 10 分钟，待温含漱。

胃寒呕吐：花椒 6 克，干姜 9 克，炙甘草 6 克，红糖 120 克，煎水。每日 3 次，温服。

回乳：花椒 10 克，水煎成 250 毫升，加红糖 30 克，一日服 1 剂，一般为连服 2 剂。

口疮：取花椒适量，用水清洗干净，加面粉拌匀煮为粥，空腹服下，以饭压之。

补益药膳

姜枣花椒汤

原料　红枣 30 枚，花椒粒、姜片各适量。

做法　红枣洗净，去核。锅内放入红枣，加 400 毫升水，大火烧沸，投入花椒粒、姜片，改用小火煎汤，汤沸后再煎 10 分钟即成。

功效　温中，补血。

花椒炖鸡胗

原料　花椒 20 粒，鸡胗 4 个，料酒、姜各 10 克，葱 15 克，精盐、味精、胡椒粉各 3 克。

做法　将鸡胗洗净，切薄片；姜拍松，葱切段。将鸡胗、花椒、姜、葱、料酒同放炖锅内，加清水 1000 毫升，置武火上烧沸，再用文火炖 30 分钟，加入精盐、味精、胡椒粉即成。

功效　温中，止痛，杀虫，助消化。适合慢性胃炎患者食用。

椒糖汤

原料　花椒 12 克，红糖 30 克。

做法　花椒洗净。将锅置火上，加水 400 毫升，放入花椒，煎成 250 毫升，加入红糖搅拌至糖溶化即可。

功效　散寒下气。

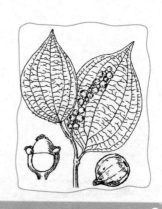

胡椒 温暖肠胃，散寒止痛

简介 胡椒，又名浮椒、玉椒、古月。为胡椒科植物胡椒的干燥近成熟或成熟果实。主产于华南、西南地区。果实近成熟时采，晒干入药为"黑胡椒"；果实成熟时采，泡于水中，搓去外皮晒干入药为"白胡椒"。

性味归经

性热，味辛。归胃、大肠经。

功效主治

温暖肠胃，散寒止痛，温中理气，下气消痰。可治肠胃有寒、脘腹疼痛、呕吐泻泄。临床用于治疗急慢性胃炎、急慢性肠炎、消化不良等。胡椒还具有健胃、镇痛、抗炎、抗菌等作用。

选购储存

以粒大、饱满、油性大、气味浓烈者为佳。密封保存，置于阴凉、干燥处，防潮。

用药宜忌

煎服，2~4克；研末服，每次0.5~1克。外用适量。

忌多食。孕妇及阴虚内热、血证痔患或有咽喉口齿目疾者皆忌食。

妙 方 精 选

胃痛：胡椒10粒，大枣3枚，甜杏仁5个，同研为末后，以温水调服，每日1次。

感冒：白胡椒末2克，醋适量，以开水冲服，每日1次。

心腹冷痛：胡椒25粒，以清酒送服。

伤寒咳逆、日夜不止：胡椒30粒打碎，麝香2.5克，酒200毫升，煎成100毫升，热服。

补益中药食养

一本通

补益药膳

猪肉枸杞汤

原料 猪瘦肉250克，枸杞子15克，精盐、葱、姜、料酒、胡椒粉、熟猪油、肉汤各适量。

做法 枸杞子去杂洗净，葱切段，姜切片，猪肉洗净切丝。锅内放猪油烧热，放入肉丝、葱、姜、料酒、精盐煸炒，注入清水，放入枸杞子煮至肉熟烂，用精盐、胡椒粉调味即成。

功效 治疗肝肾不足、精血亏虚的病症，尤其对老年人最为适宜。

白胡椒粉煨猪肚

原料 白胡椒15克，猪肚1具，生姜、葱、精盐、味精各适量。

做法 白胡椒打碎；猪肚洗净，不切。把白胡椒粉放入猪肚内，淋少许水，用线扎紧猪肚两头，放入砂锅内，加适量水，放入生姜、葱，用文火煨炖熟，加精盐、味精即成。

功效 温胃止痛，健脾补虚。适用于脾胃虚寒的胃痛、食少、腹胀、嗳气等症。

肉桂　益精明目，暖腰膝

简介 肉桂，又名玉桂、桂皮、桂心。为樟科植物肉桂的干皮或枝皮。主产于广东、广西、海南、云南等地。

性味归经

性大热，味辛、甘。归脾、肾、心、肝经。

功效主治

益精明目，暖腰膝。可补元阳、暖脾胃、除积冷、通血脉、利关节，其所含桂皮油还能刺激胃肠黏膜，有助于消化，解除胃肠痉挛性疼痛，增加胃液分泌，促进胃肠蠕动，排除消化道积气，兴奋神经血管，促进血液循环并使体温上升。

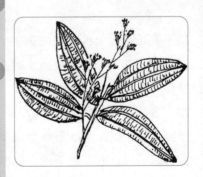

选购储存

以皮细肉厚、断面紫红色、油性大、香气浓、味甜微辛、嚼之无渣者为佳。放缸瓮、瓷瓶或箱内密封保存，置于阴凉干燥处，防走油及香气散失。

用药宜忌

煎服，2~5克；研末吞服或冲服，每次1~2克。本品含挥发油，入煎剂不宜久煎，须后下。

孕妇、有出血倾向者应慎用。肉桂与肉类同食，滋补功效更佳。

妙方精选

老年支气管肺炎：肉桂9克，碾末，冲服，每日3次。

前列腺增生：穿山甲（炒）6份，肉桂4份，同碾为末。每次10克，蜂蜜水送服，每日2次。

风湿痛：肉桂3克，生姜9克，水煎服。

补益药膳

甘草肉桂牛肉

原料 甘草6克，牛肉1000克，肉桂3克。精盐、茴香、生姜片、酒酿、白糖、熟植物油、高汤各适量。

做法 将牛肉切块，用沸水煮至三分熟，捞起放凉，切成肉条。以小火热锅，加入高汤，放入牛肉条、肉桂、甘草、精盐、茴香、生姜片、酒酿、白糖、熟植物油，煮6小时左右。至高汤快干时，不断翻炒至锅中发出油爆响声时捞起，沥干油，待凉后拣出生姜片、茴香、肉桂、甘草即成。

功效 补益脾胃，温中散寒。

肉桂粥

原料 肉桂粉5克，粳米60克。

做法 粳米洗净，在冷水中浸泡约1小时备用。锅中加入适量水，放入粳米后大火煮沸，然后转小火煮至半熟。将肉桂粉加入粥中，继续煮至粥熟即成。

功效 本粥有强肾健脾、调和肠胃之功效，尤其适用于肾阳衰弱型前列腺肥大者服用。

第十章

平肝息风

天麻 活血行气，息风止痉

简介 天麻，又名冬麻、春麻、脚麻、赤箭、木浦、冬彭、贵天麻、山萝卜、定风草、白龙皮、水洋芋。为兰科多年生寄生草本植物天麻的干燥块茎。产于云南、贵州、四川等地。

性味归经

性平，味甘。归肝、肾、肠经。

功效主治

具有活血、行气、息风止痉、健脾和胃、利湿的功能。主治头痛眩晕、肢体麻木、小儿惊风、破伤风等症状。

选购储存

以黄白色、半透明、外形肥大坚实、嚼之黏牙者为佳；以色灰褐、外皮未去净、体轻、断面中空者为次。置于通风、干燥处保存，防霉、防蛀。

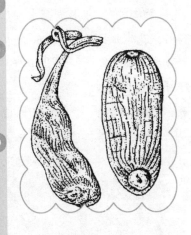

用药宜忌

3～9克，水煎服。1～1.5克，研末冲服。

气血两虚者不可轻易使用。不可与御风草根同用，否则有令人肠结的危险。

妙方精选

头发脱落：天麻、黄芪、当归、何首乌各 10 克，熟地黄 15 克。水煎服。

阳痿：取天麻末，蜜和为丸，如梧桐子般大，日服 10 丸。亦可捣取汁，黄酒送服。

风湿麻木、瘫痪：天麻、扭子七各 30 克，羌活、独活各 5 克，白酒 400 克，浸泡 7 日。早、晚各 1 次，适量服用。

目赤昏花：天麻 60 克，碾细末，每次 6 克，黄酒调服。

补益药膳

天麻双豆

原料 天麻 10 克，花生米 100 克，青豆 50 克，精盐、味精、香油各适量。

做法 将天麻用蒸馏水浸泡提出药液；花生米用开水泡 15 分钟去皮；青豆用凉水涨发开。将花生米与青豆在开水锅内余熟，捞出后加入天麻液、精盐、味精、香油调匀即成。

功效 镇肝息风，明目降压。适用于头晕目眩、头痛、肢体麻木。

天麻汽锅鸡

原料 天麻 12 克，乌骨鸡 500 克，葱、姜、花椒、料酒、精盐各适量。

做法 将乌骨鸡剁成块，入开水余透放入汽锅内，天麻一同放入，加葱、姜、花椒、料酒、精盐，上笼蒸烂即可。

功效 补气血，益精，养肝明目。治疗头晕目眩、视物不清、手足麻木无力等症。

天麻酒

原料 天麻 72 克，制首乌 36 克，丹参 48 克，黄芪 12 克，杜仲、淫羊藿各 16 克，白酒 2000 毫升。

做法 将上述各味切碎，纳入纱布袋内，扎紧袋口，放入酒坛内，倒入白酒密封泡半个月以上，每天振摇 1 次，即成，每日 2 次。每次服 10 毫升。

功效 补养肝肾，活血祛风。适用于冠心病、高血压、高脂血症及肥胖等症。

补益中药食养 一本通

僵蚕 息风止痛，化痰散结

简介 白僵蚕，又名蚕蛾。为蚕蛾科昆虫家蚕的幼虫感染白僵菌而致死的干燥体。主产于江苏、浙江、四川、广东、陕西。采自然病死的僵虫入石灰拌后晒干炒黄入药。

性味归经

性平，味咸、辛。归肝、肺、胃经。

功效主治

息风止痉，祛风止痛，化痰散结，止痒。用于小儿惊厥、颜面神经麻痹、破伤风、癫痫、急性喉炎、扁桃体炎、颈淋巴结核等症。

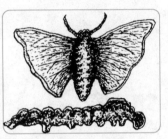

选购储存

以虫体条粗、质硬、色白、断面光亮者为佳。放入有盖容器中，置于通风、干燥处保存，注意防潮、防蛀。

用药宜忌

3~10克，水煎服；研末吞服，每次1~1.5克。

散风热宜生用，其余多制用。

妙 方 精 选

糖尿病：口服僵蚕丸，轻度患者每次1克，每天3次，中、重度每次2克，每天3~4次。

高脂血症：将白僵蚕研为极细末，装入瓶内备用。用时，取药末3克（为1次量），每天口服3次。2个月为1个疗程。

中风口眼歪斜：僵蚕、全蝎、白附子各等份，研末。每服1.5克，生姜水调服。

重舌、木舌：白僵蚕3克，黄连（蜜炒）6克。研为末，掺之，涎出为妙。

补益药膳

桂花僵蚕红糖粥

原料 桂花、土茯苓各 30 克，白僵蚕 5 克，红糖 40 克。

做法 将 3 味药同入锅中，加水 700 毫升，煎取汁 500 毫升，入红糖，搅匀。每日 1 剂，凉服。

功效 疏风清热止痒。适用于丘疹性荨麻疹。

僵蚕全蝎酒

原料 僵蚕、全蝎、白附子各 30 克，白酒 250 毫升。

做法 将前 3 味捣碎，置容器中，加入白酒，密封。浸泡 3～7 日，过滤去渣即成。

功效 祛风通络，化痰止痉。适用于中风后口眼㖞斜及风湿等症。

地龙　平肝止痉，活络定惊

简介 地龙，又名蚯蚓、蛐蟮、广地龙。为巨蚓科动物参环毛蚓或同科动物缟蚯蚓的干燥虫体。产于广东、广西、海南、福建、台湾等地。

性味归经

性寒，味咸。归肝、肺经。

功效主治

平肝止痉，活络定惊，清热利水。用于热病烦燥、头痛、咳嗽喘息、惊风抽搐、小便不利、腹胀水肿、半身不遂、关节疼痛等症。

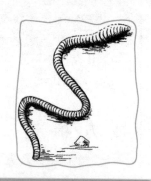

选购储存

以长、大、肉厚者为佳。置于通风、干燥处保存，注意防霉、防蛀。

用药宜忌

水煎服，4.5～9 克。

脾胃虚弱或无实热者慎用。孕妇忌用。

妙 方 精 选

牙痛：地龙（去土）、延胡索、荜茇各等份，捣罗为散。左牙痛，取1克药塞入左耳；右牙痛，入右耳。

支气管哮喘：地龙12克，桑叶3克，天门冬、百部、骨碎补各9克。水煎服，每日1剂，分2次服。

打伤：白地龙不拘多少，去土洗净，焙干研末。每次以葱、姜汤送服6克，盖被取汗效果好。

风头痛：地龙（去土，炒）、半夏（生姜汁捣烂，做饼，焙干后，再捣为末）、赤茯苓（去黑皮）各16克。以上3味共捣罗为散，每次以生姜、荆芥汤调服1.5克。

补 益 药 膳

地龙当归饼

原料 黄芪100克，干地龙（酒浸）30克，红花、赤芍各20克，当归50克，川芎10克，桃仁（去皮尖、略炒）15克，玉米面400克，小麦面100克。白糖适量。

做法 先将黄芪、红花、当归、赤芍、川芎清洗干净，放入锅中浓煎取汁。地龙烘干研为粉，调入白糖、玉米面、小麦面，调药汁和面，做20个小饼。最后，将桃仁均匀撒在饼上蒸熟，一次吃1~2个饼。

功效 益气活血，通络起痿。

地龙麻油蜜

原料 地龙50克，麻油500毫升，蜂蜜50克。

做法 锅中加入麻油，烧热后放入地龙炸焦，弃地龙渣取油。趁油锅正热时，倒入蜂蜜搅匀，待凉装瓶，每次服10毫升，一日服2次。

功效 本品益肺补肾、平喘纳气、润肠通便。适用于过敏性哮喘的治疗。

地龙炒鸡蛋

原料 地龙250克，鸡蛋2只，精盐、味精、食用油适量。

做法 地龙放水中养几天，待洁净后，剖开切段；鸡蛋打散搅匀，放入地龙段，加精盐拌匀；食用油锅烧热，放入鸡蛋液，炒熟后放入味精即可食用。

功效 平肝息风。

全蝎　息风镇痉，攻毒散结

简介 全蝎，又名全虫。为钳蝎科动物东亚钳蝎的干燥体。产于河南、山东、河北、辽宁、安徽、湖北等地。

性味归经

性平，味辛。归肝经。

功效主治

息风镇痉，攻毒散结，通络止痛。用于小儿惊风、抽搐痉挛、中风口歪、半身不遂、破伤风症、风湿顽痹、偏正头痛、疮疡、瘰疬。

选购储存

以体形完整、色青褐或黄绿、身挺、腹硬、脊背抽沟、腹中少杂质、无盐霜者为佳。置干燥处，防霉。

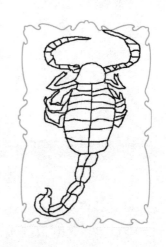

用药宜忌

每次 2.5 ~ 5 克，水煎服。入丸、散、外用为末调敷。

血虚生风者及孕妇忌服。

妙方精选

小儿厌食：全蝎 8 克，鸡内金 10 克。共碾极细末，装瓶备用。每次服用量：2 岁以下 0.3 克，3 岁以上 0.6 克。口服每日 2 次，4 日为 1 个疗程，连用 2 ~ 3 个疗程，每疗程间隔 3 日，服药期禁食生冷油腻食物。

风疼牙痛：全蝎 3 只，蜂房 6 克，炒、碾细，擦于痛处。

破伤风：麝香、全蝎各 0.3 克。共碾为末，敷在患处。

癫痫：全蝎、郁金、明帆各等份。共碾为粉混合调匀，每次 1.5 克，每日 3 次。

补益药膳

茯苓炸全蝎

原料 茯苓30克，杏仁15克，面粉、生粉各50克，全蝎30只，鸡蛋1个，植物油1000克（实耗50克）。

做法 分别将茯苓、杏仁打成粉；全蝎洗净，除去盐分，沥干水分，待用。将茯苓粉、面粉、杏仁粉、生粉倒入盆内，盆内加适量水，打一个鸡蛋拌匀，裹全蝎。锅中倒入植物油，烧热后将全蝎逐个放入锅中炸黄，熟透食。一次食3只即可。

功效 通经络，降血压，祛瘀血。适用于高血压风痰上逆型患者食用。

僵蚕全蝎酒

原料 露蜂房、全蝎各20克，小慈姑、白僵蚕各25克，蟾蜍皮15克，白酒450毫升。

做法 先将药材捣碎，放在容器中。往盛有药材的容器中加入白酒，密封后浸泡7天即饮。每次空腹饮15毫升，每日3次。酒喝完后继续添酒，喝至药材味尽为止。

功效 有攻毒、杀虫的作用。

全蝎人参酒

原料 全蝎、人参、紫桑葚、钩藤各20克，鸡血藤、木瓜、五加皮各15克，精白粮酒500毫升。

做法 将前7味切碎，置容器中，加入白粮酒，密封。浸泡15~30日，过滤去渣，瓶贮，每日饮适量。

功效 祛风活络，益气舒筋，除痹痛，利关节。

石决明　平肝潜阳，清肝明目

简介 石决明，又名九孔决明、生石明、煅石决明等。鲍科动物色鲍（光底石决明）、皱纹盘鲍（毛底石决明）、羊鲍、澳洲鲍、耳鲍或白鲍的贝壳。主产于广东、海南、山东、福建、辽宁等沿海地区。

性味归经

性寒，味咸。归肝经。

功效主治

平肝潜阳，清肝明目。主治头痛、眩晕、目赤翳障、视物昏花、青盲雀目等症。

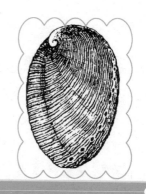

选购储存

以壳厚、内表面彩光明亮、外表面洁净无苔藓、泥沙等杂质者为佳。置于干燥、通风处保存，注意防潮。

用药宜忌

内服：煎汤，取 15～30 克，要打碎再煎；或入丸、散。外用：适量，煅研末溶于水，治疗眼疾。

脾胃虚寒者不宜服用。

妙方精选

小便五淋：石决明去粗皮，研末，水飞，每次 2 钱，每日 2 次。如淋中有软硬物，加朽木末五分。

肝虚目翳：适用于气虚、肝虚、眼白俱赤、夜如鸡啄、生浮翳者。石决明（烧灰存性）、木贼（焙）各等份，共研为粉末。每次 3 钱，用姜、枣同水煎，和渣口服。每日 2 次。

解白酒酸味：石决明数个，以火炼过，研为细末。酒烫热，将决明末搅入酒内，盖紧，酒味即不酸。

眩晕：石决明 24 克，菊花、枸杞子各 12 克，桑叶 9 克，水煎服。每日 1 剂。

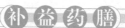

补益药膳

石决明粥

原料 煅石决明 30 克，粳米 100 克。

做法 将煅石决明捣碎，粳米用水淘净，浸泡。将石决明放入砂锅内，加水，大火先煮 1 小时。去渣取汁，加入粳米，再加适量水，煮为稀粥。

功效 平肝潜阳，清热明目。

决明枸杞鲍鱼汤

原料 鲍鱼 50 克，石决明、枸杞子各 30 克，菊花 10 克，精盐适量。

做法 将鲍鱼用清水浸发，洗净，切丝，并用水加精盐煮过；石决明洗净，捣碎，用纱布包好；菊花、枸杞子洗净。先水煎石决明约半小时，去渣取汤，并把鲍鱼丝、菊花、枸杞子放入汤内，再小火煮 1 小时，加盐调味即可食用。

功效 平肝潜阳，明目养肝。

石决明煲花枝

原料 石决明 10 克，鲜墨鱼（花枝）200 克，西芹 100 克，精盐、姜各 5 克，酱油、葱各 10 克，鸡汤 200 毫升，淀粉 20 克，鸡蛋 1 个，食用油 500 克。

做法 先将石决明研为细粉，备用；鲜墨鱼、西芹分别洗净切成块；姜切片，葱切段。墨鱼块放入碗内，打入鸡蛋，加入淀粉、石决明粉、酱油、精盐拌成稠状，若太干可加少许清水。炒锅中倒入食用油，烧热时下入墨鱼块滑透，并立即捞起，待用。锅中加入适量油，爆葱、姜，倒入西芹翻炒，随即下入滑过的墨鱼块，加入鸡汤，煲 10 分钟即成。

功效 滋阴补血，降低血压。是高血压肝阳上亢患者的食用佳品。

补益中药食养一本通

钩藤 清热平肝，息风定惊

简介 钩藤，又名嫩钩藤、双钩藤。为茜草科植物钩藤及同属多种植物的干燥带钩茎枝。主产于广西、广东、湖北、湖南、浙江、江西等地。

性味归经
性微寒，味甘。归肝、心经。

功效主治
清热平肝，息风定惊。主治肝阳上亢、头晕头痛、肝长内盛、目赤肿痛、热动肝风、小儿急惊风等症。

选购储存
以双钩齐、茎细、钩大而结实、光滑、色紫红者为佳。置于有盖容器内，注意防潮、防蛀。

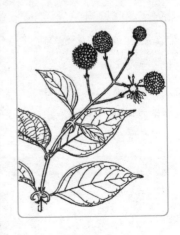

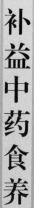

補益中藥食養 一本通

水煎服，每次 3 ~ 10 克。

有效成分钩藤碱加热易破坏，故不宜久煎，一般不超过 20 分钟。

妙方精选

半身不遂：钩藤根 120 克，五加皮、枫荷梨根各 60 克，水煎去渣，同老鸭 1 只（500 克）炖服。

跌打损伤：钩藤根 100 克，水煎服，以白酒为引，将药渣捣烂，敷贴患处。

高血压：茶子 12 克，丹参 20 克，夏枯草、钩藤各 15 克，黄芩 9 克，石决明 30 克。水煎，分 2 次服，每日 1 剂。2 周为一个疗程。

肺阴不足型慢性咽炎：玄参、天花粉、麦门冬、枳壳、川贝母、知母、射干、钩藤各 9 克，栝楼壳 12 克，薄荷 6 克，甘草 3 克。水煎服，每日 1 剂。

补益药膳

天麻钩藤白蜜饮

原料 天麻 20 克，钩藤 30 克，全蝎 10 克，白蜜适量。

做法 将天麻、全蝎加水 500 毫升煎至 300 毫升后，入钩藤煮 10 分钟，去渣，加白蜜混匀，每服 100 毫升，每天 3 次。

功效 可息风止痉、通络止痛。适于中风中半身麻木不遂、口眼歪斜、舌强语涩、头痛目眩等症。

金樱白凤汤

原料 钩藤、金樱子、鸡血藤、枸杞子各 15 克，狗脊、松节各 9 克，乌鸡 1 只（500 克），姜、葱、精盐、料酒各 15 克，花椒、胡椒粉各 3 克。

做法 前 6 味中药用纱布袋装好，扎紧袋口；乌鸡宰杀后，去毛及内脏，洗净；姜切片，葱切段。乌鸡肉放入炖锅内，放入药袋、姜、葱、盐、花椒、料酒，注入清水 1500 毫升。将锅置旺火上烧沸，再用文火炖 1 小时，加入胡椒粉即成。

功效 滋阴补肾，补益气血。适用于性神经功能减退、阳痿、早泄、滑精等症。

第十一章

平喘止咳

苦杏仁 止咳平喘，润肠通便

简介 蔷薇科山杏及西伯利亚杏、东北杏、杏的成熟种子。产于东北、华北、内蒙古、山西、陕西、甘肃、宁夏、四川、贵州、山东等地，野生或栽培。

性味归经

性微温，味苦。有小毒。归肺、大肠经。

功效主治

降气，止咳平喘，润肠通便。用于咳嗽气喘、胸满痰多、血虚津枯、肠燥便秘等。

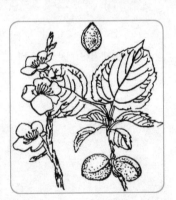

选购储存

以颗粒均匀、饱满肥厚、味苦、不发油者为佳。贮于有盖容器内，防蛀、防泛油。

用药宜忌

苦杏仁可煎汤，4.5～9克，或入丸、散；也可外用，捣敷。甜杏仁用量以 10～20 克为宜。

苦杏仁有微毒，所含成分苦杏仁苷水解会生成氢氰酸，适量使用可治疗疾病，过量服用则会中毒；婴儿、阴虚劳嗽、大便稀薄者慎用。

妙方精选

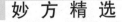

牙痛：苦杏仁、大蒜各 7 个，捣碎成泥，外敷太阳穴，用胶布固定，每

次 4~8 小时，1~2 次即可。

喉燥失音：苦杏仁 3 克，肉桂 1 克，捣和为泥，含咽其汁。

外阴瘙痒：苦杏仁 90 克，炒黄研末，加麻油 45 克，调成杏仁油糊。先取桑叶水煎，冲洗外阴，后涂搽杏仁油糊，每日 1 次。亦可用带线棉球蘸杏仁油糊塞入阴道，24 小时换药 1 次。

支气管扩张：杏仁 10 克，三七 5 克，蒲黄（炭）、款冬花、川贝母、橘络、阿胶、党参各 15 克，海蛤粉、南天竺、百合、生白术、牡蛎各 30 克，糯米 60 克，白及 120 克。将以上药（贝壳类浸膏入药）研成粉末。每日 15 克，分 3 次服。1 个月为 1 个疗程。

补益药膳

山药杏仁粥

原料 山药、粟米各 100 克，杏仁 20 克，酥油适量。

做法 将山药去皮，煮熟；苦杏仁炒熟，去皮尖，研为末；粟米炒为面，备用。开水调苦杏仁末 10 克，加山药、粟米适量，入酥油少许，制成粥状。

功效 补中润肺，益气。用于脾虚体弱、肺虚久咳。

三仁拌芹菜

原料 苦杏仁、桃仁各 50 克，花生仁 150 克，芹菜 200 克，精盐、味精、香油各适量。

做法 将苦杏仁、桃仁泡发，去皮，花生仁泡发，加少许精盐和水共煮熟；芹菜切段，用沸水烫 1 分钟后取出放凉，与杏仁、桃仁、花生仁混匀，调入少许味精、精盐及香油。

功效 行气化痰，生津止渴。用于咳嗽气喘、咽炎、高血压、产后便秘等。

川贝杏仁饮

原料 川贝 6 克，杏仁 3 克，蜂蜜适量。

做法 将川贝、杏仁加水煎煮。每天 2~3 次。食用时加蜂蜜调味。

功效 适用于百日咳初起。

枇杷叶　清肺止咳，降逆止呕

简介 枇杷叶，又名卢橘叶。为蔷薇科植物枇杷的干燥叶。产于四川、华中、华南、西北等地。春末采摘，晒干入药或蜜制入药。

性味归经

性微寒，味苦。归肺、胃经。

功效主治

清肺止咳，降逆止呕。治肺热咳嗽、气喘、呕逆、烦热口渴等症。

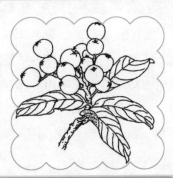

选购储存

以叶完整、色绿、叶厚者为佳。置干燥处。

用药宜忌

每次 5～10 克，水煎服。

枇杷叶清泄苦降，故寒咳及胃寒呕逆者慎用。

妙方精选

肩周痛：取鲜枇杷叶适量，烤热后外敷患处。每日 2 次，一般用此法治疗 1 个月有余，即可缓解或痊愈。

青春痘：枇杷叶 15 克，玫瑰花 10 克，用纱布包好，与绿豆、海带各 30 克同煮 15 分钟，加入适量红糖，稍煮即可。喝汤吃海带和绿豆。

慢性咽炎、声音嘶哑：枇杷叶 6 克，石菖蒲、郁金、鲜槐花子各 3 克。水煎服，每日 3 次。

声音嘶哑：鲜枇杷叶 50 克，淡竹叶 6 克。水煎服。

补益药膳

桑叶枇杷叶炖鸡

原料 桑叶 12 克，枇杷叶 15 | 克，鸡 1 只，生姜 3 片，精盐适量。

做法 桑叶、枇杷叶稍浸泡，洗

净；鸡宰杀洗净，置沸水中焯一下，再洗净；将鸡、桑叶、枇杷叶一起与生姜放进炖盅内，加入冷开水六成满，加盖隔水炖3小时，进饮时放入适量盐，此量可供3～4人用。

功效 润肺止咳，清润滋养。

冬瓜豆腐枇杷叶汤

原料 冬瓜、豆腐各100克，枇杷叶5克，精盐、味精各适量。

做法 将枇杷叶用纱布包好，与冬瓜、豆腐共置锅内，加水煮沸5～7分钟，捡出枇杷叶袋，调入精盐、味精即可。

功效 清热解毒，润燥消肿。适用于虚火型口腔溃疡。

枇杷栀子酒方

原料 枇杷叶、栀子仁各等份，白酒适量。

做法 将枇杷叶与栀子仁混合，磨成粉，再倒入白酒混合至稠状即可。每次服用6克，每日3次。

功效 清热，解毒，凉血。适用于酒糟鼻、毛囊虫皮炎等症。

胖大海 清热润肺，利咽解毒

简介 胖大海，又名胡大海、大发、大海子、通大海、大海、大海榄。为梧桐科植物胖大海的干燥、成熟种子。生于热带地区，分布于亚洲东部和东南部，广东、海南、广西有引种。

性味归经

性寒，味甘。归肺、大肠经。

功效主治

清热润肺，利咽解毒，润肠通便。用于肺热声哑、干咳无痰、咽喉干痛、热结便闭、头痛目赤等症。

选购储存

以种子粒大、坚质、棕色、有细皱纹及光泽者为佳。放缸瓮内，注意防霉蛀、防鼠食。

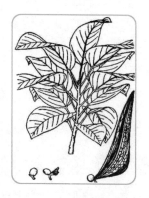

補益中藥食養一本通

用药宜忌

4～10克，水煎服或入丸、散。

脾胃虚寒及风寒感冒引起的咳嗽、咽喉肿痛、肺阴虚咳者不宜用；老年人秋季便秘、失音应慎用；胖大海一般用量为3～5枚，煎服或用开水冲泡饮用，病好即停，切勿将胖大海当茶饮。

妙方精选

急性扁桃体炎：胖大海4～8枚，开水泡服。

咽炎：胖大海25克，代赭石（打细末）20克，川牛膝15克，薄荷叶12克。水煎，放凉服。

失音：胖大海5枚，石菖蒲5克，薄荷适量。放入保温杯中，沸水冲泡，闷10分钟即可。

肺热咳嗽：胖大海2枚，桔梗10克，甘草6克。煎汤饮用。

补益药膳

银翘大海汤

原料 金银花、连翘各9克，胖大海6枚，冰糖适量。

做法 将金银花、连翘置于锅中，用适量清水煮沸；待开后，放入胖大海，加盖闷30分钟左右，再加冰糖适量，趁热即可饮用。

功效 有疏风清热、解毒开音的功效。可治风热外侵引起的喉炎。

胖大海饮

原料 胖大海2枚，杭白菊2克，麦冬、生甘草各3克。

做法 先将所有药材一同放入纱布袋中，备用。再把茶袋放入杯中，以适量开水冲泡，即可饮服。

功效 本方有养阴清热、利咽润喉的效果。

胖大海烧猪肝

原料 猪肝250克，胖大海3枚，精盐、味精、料酒、酱油、生姜、蒜、植物油各适量。

做法 胖大海泡发洗净，生姜切末，蒜剁成蓉；猪肝切片，入沸水中余熟，捞出。起油锅，下生姜、蒜，放入猪肝片、胖大海，加清水煮10分钟，加调料炒匀即可。

功效 润肺养颜。

桔梗 宣肺祛痰，升提肺气

简介 桔梗，又名南桔梗、苦桔梗、白桔梗、玉桔梗、粉桔梗、秋桔梗、白药、梗草、土人参等。桔梗和植物桔梗的干燥根。全国大部分地区均有。以东北、华北地区产量较大，华东地区质量较优。

性味归经

性平，味苦、辛。归肺、胃经。

功效主治

宣肺，祛痰，利咽，排脓，升提肺气。用于咳嗽痰多，寒、热均可用之。用于肺痈引起的发热、咳吐脓血、痰黄腥臭、胸闷不畅、咽喉肿痛、音哑、下痢、里急后重、小便不利等症。

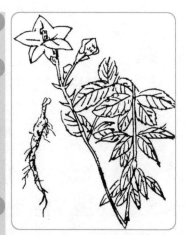

选购储存

以根肥大、色白、质充实、味苦者为佳。置于通风、干燥处保存，注意防潮。

用药宜忌

3～9克，水煎服。

呕吐、呛咳、眩晕、咯血、胃溃疡、胃出血者不宜用。

妙 方 精 选

风热咳嗽痰多、咽喉肿痛：桔梗9克，桑叶15克，菊花12克，杏仁6克，甘草9克。水煎服。

咽喉肿痛：桔梗、甘草各6克，牛蒡子、薄荷各10克，水煎服。

感冒咳嗽痰多：桔梗、白前、荆芥各10克，甘草6克，水煎服。

慢性支气管炎：桔梗、远志、杏仁、知母各6克，黄芩10克，水煎服。

补益药膳

桔梗炖猪肺

原料 猪肺 2 个，桔梗、紫菀、杏仁各 10 克，花旗参 5 克，地骨皮 15 克。

做法 将猪肺切成块状，反复用手挤压，除去泡沫洗净放入清水中煮开，捞出放入炖盅内；将桔梗、紫菀、杏仁、花旗参、地骨皮洗净放入炖盅内。加适量水隔水炖 3 小时左右，调味后即可食用。

功效 润肺止咳。

桔梗冬瓜汤

原料 冬瓜 150 克，杏仁 10 克，桔梗 9 克，甘草 6 克，精盐、大蒜、葱、酱油、味精各适量。

做法 将冬瓜洗净、切块，放入锅中，加入食油、精盐煸炒后，加适量清水，下杏仁、桔梗、甘草一并煎煮，至熟后，以精盐、大蒜等调料调味即成。

功效 疏风清热，宣肺止咳。适用于风邪犯肺型急性支气管炎。

桔梗贝母粥

原料 桔梗、贝母各 10 克，大米 100 克，冰糖适量。

做法 将桔梗洗净，切成薄片；贝母洗净，去杂质；大米淘洗干净，冰糖打碎成屑。将大米、桔梗、贝母同放锅内，加清水 800 毫升，用大火煮沸，再用小火煮 35 分钟，加入冰糖，拌匀即可。

功效 润肺止咳。

半夏　燥湿化痰，降逆止呕

简介 半夏，又名三叶老、三叶半夏、三步跳。为天南星科植物半夏的块茎。产于全国各地。

性味归经

性温，味辛，有毒。归脾、胃、肺经。

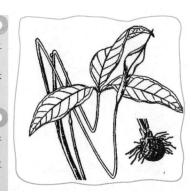

功效主治

燥湿化痰，降逆止呕，消痞散结。用于痰多咳喘、痰饮眩悸、风痰眩晕、痰厥头痛、呕吐反胃、胸脘痞闷、梅核气。

选购储存

以个粒大、外色白净、质坚实、粉性者为佳。放缸内或木箱内，生半夏要隔离存放，注意防潮、防霉、防蛀。

用药宜忌

每次 3~6 克，水煎服。

半夏有祛湿作用，阴虚燥咳、津伤口渴、出血症及燥痰者忌用；半夏不可与羊肉、羊血等大热食物同食，同食则损伤阴液。饴糖生痰动火，也不可与半夏同食，两者的作用和药理相反。

妙方精选

宫颈糜烂：生半夏洗净，晒干，研末过筛，装瓶备用，用时以带线绵球蘸适量药末置患处，紧贴宫颈糜烂面，24 小时后自行取出，每周 1~2 次，8 次为 1 个疗程。

鸡眼：用药前先洗净患处，消毒后用手术刀削去鸡眼的角化组织，使呈一凹面，然后放入半夏末于患处，外贴胶布。经 5~7 天后，鸡眼坏死脱落，生出新生肉芽组织，再过数天即可痊愈。

牙痛：取生半夏 30 克，捣碎后置于 90% 乙醇（90 毫升）中，浸泡 1 天后即可使用。用时，以棉球蘸药液塞于龋齿洞中，或涂搽痛牙周围。

面肌痉挛：生半夏 12 克，生苡仁 20 克。水煎服。

补益药膳

茯苓半夏粥

原料 茯苓 20 克，法半夏 10 克，陈皮、苏叶各 6 克，生姜 2 克。

做法 法半夏研末，与茯苓同入锅加水煮成粥。沸后入陈皮、苏叶、生姜再煮沸，去苏叶、陈皮。

功效 化痰开结。

半夏山药粥

原料 山药（研细末）、半夏各30克，白糖适量。

做法 先将半夏用微温水淘洗干净。锅中加入适量水，放入半夏，水煎，去渣取汁约500克。调入山药细末，继续煮两三次沸，调入白糖食用。

功效 本粥健脾和胃，降逆止呕，适用于脾虚弱者食用。

桑白皮 泻肺平喘，利水消肿

简介 桑白皮，又名桑根白皮、桑根皮、桑皮、家桑、伏蛇皮、马额皮、白桑皮、延年卷等。桑科植物桑的干燥根皮。全国大部分地区均产。以安徽、河南产量最大，称"毫桑皮"；以浙江产品为优，称"浙桑皮"。

性味归经

性寒，味甘。归肺、脾经。

功效主治

泻肺平喘，利水消肿。主治肺热喘咳、吐血、水肿、脚气、小便不利等症。

选购储存

以皮厚、色白、质柔软、粉性足者为佳。置通风干燥处，防潮、防蛀。

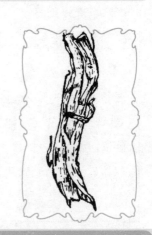

用药宜忌

水煎服，每次5~15克。利水及清肺平喘宜生用；肺虚咳喘宜蜜炙用。风寒咳嗽和水肿属寒者不宜用。小便清长频数者忌用。

妙方精选

肺热喘咳症：地骨皮、桑白皮各15克，炙甘草3克。上药锉散，入大米一撮，水煎服，饭前服用。

肺、肾两虚所致劳嗽：桑白皮、地黄各 60 克，人参、紫菀、五味子各 30 克。上药为末，每次 9 克，水煎，入蜜少许，饭后服用。

蜈蚣毒：适量桑白皮捣烂敷或煎洗。

小便不利、面目浮肿：桑白皮 12 克，冬瓜仁 15 克，葶苈子 9 克。煎汤服。

补益药膳

桑白皮煮米花

原料 桑白皮 30 克，糯米花 50 克。

做法 桑白皮、糯米花放入烧杯内；烧杯置大火上烧沸，再用小火煎煮 25 分钟即成。

功效 清肺止渴。

桑白皮麦冬粥

原料 桑白皮 15 克，地骨皮 30 克，麦冬 10 克，面粉适量。

做法 取桑白皮、地骨皮、麦冬放入砂锅浸泡 20 分钟，水煎 20 分钟去渣取汁，面粉调成糊共煮为稀粥。

功效 清肺凉血，生津止渴。

桑白皮茅根粥

原料 桑白皮 30～40 克，白茅根 15～30 克，大米 100 克，冰糖适量。

做法 将桑白皮、白茅根洗净后放入砂锅，加水适量煎取药汁，去渣，入大米、冰糖，再加水煮成稀粥。每日早、晚温热服之，3～5 日为 1 个疗程。

功效 清肺化痰，止咳降气。用于急性支气管炎、大叶性肺炎所致的咳嗽咳痰。

第十二章

行气止痛

陈皮 理气健脾，燥湿化痰

简介 陈皮，又名橘皮、广东皮、红皮。为芸香科植物及其栽培变种的干燥成熟果实。产于我国南方。

性味归经

性温，味辛、苦。归脾、肺经。

功效主治

理气健脾，燥湿化痰。适用于脾胃气滞、脘腹胀痛，或脾虚气滞、腹胀痛、食少纳呆，或肝气乘脾的腹痛、泄泻等；还用于胃气上逆的呕吐、嗳气、湿痰或寒痰咳嗽、痰多或清稀，以及痈疮初起，尤其是乳痈初起、乳房胀痛等症。

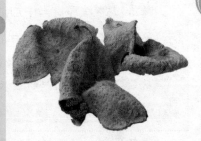

选购储存

以皮薄、片大、色红、油润、香气浓者为佳。应置于干燥的地方，防霉、防潮。

用药宜忌

常用量3~10克，大剂量30克。

本品辛散苦燥，舌赤少津、内有实热者慎用。

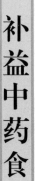

补益中药食养一本通

脂肪肝：陈皮、荷叶各 5 克，薏米 100 克，山楂 10 克。将陈皮、山楂、薏米一同研为细末，与荷叶泡茶即可。

燥火型咳嗽：陈皮 10 克，罗汉果 2 个。将陈皮切丝，罗汉果洗净、压碎，用大火煮沸后再煮 10 分钟，当茶饮用。

反胃吐食：陈皮，以壁土炒香为末，每服 6 克，生姜 3 片，枣肉 1 枚，水煎服。

产后催奶：陈皮 31 克，甘草 3 克，水煎服。

补 益 药 膳

陈皮姜粥

原料 陈皮、生姜各 10 克，大米 50 克。

做法 大米洗净。锅中加适量清水，放入以上材料，大火煮开后，以小火慢煲成粥，每天食用 2 次。

功效 治因流感引起的咳嗽。

陈皮绿豆醒酒汤

原料 陈皮、香橙皮 500 克，檀香 200 克，葛花、绿豆花各 250 克，人参、白豆蔻各 100 克，精盐 300 克。

做法 香橙皮（去白）、陈皮、檀香、葛花、绿豆花、人参、白豆蔻、精盐各适量，共研为末，拌匀装入瓷罐中。每日 2 次，早、晚各服 1 汤匙，用白开水冲服。

功效 解酒醒神。适合饮酒过多、酒醉不醒者饮用。

陈皮生姜炒鸡蛋

原料 鸡蛋 2 个，陈皮、生姜各 5 克，葱 2 根。油、精盐各适量。

做法 将陈皮用冷水浸软，洗净，切细丝；生姜去皮，洗净，磨成浆汁；葱去须根，洗净，切粒。把鸡蛋打入碗中，搅拌成匀浆，加入姜汁、陈皮丝、葱粒、精盐，调匀后，用大火起油锅，下鸡蛋炒至刚熟时即可。

功效 健脾化痰，下气止呕。主治妊娠痰阻气滞、呕吐、恶闻食臭、脘闷不舒等。

补益中药食养一本通

木香 调中宣滞，行气止痛

简介 木香，又名云木香、蜜香、广木香、越木香。为菊科植物木香的干燥根。秋季采挖，切片晒干入药。

性味归经

性温，味辛、苦。归胃、肺、胆、大肠、三焦经。

功效主治

调中宣滞，行气止痛。主治脾胃气滞所致的食欲不振、消化不良、脘腹胀满、肠鸣泄泻等症。

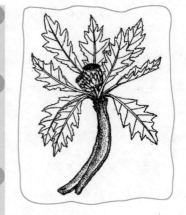

选购储存

以干燥、质坚实、香气浓、油多者为佳。密闭，置于阴凉、干燥处保存，注意防潮。

用药宜忌

内服：煎汤，每次 3～10 克，或入散、丸。外用：适量，碾末调敷或熬膏涂抹患处。

阴虚火旺者慎用。

妙方精选

呕吐：木香、炒白术、党参、茯苓各 10 克，砂仁、荆芥、防风、使君子、槟榔各 6 克，蝉蜕、甘草各 3 克。水煎服，每日 1 剂，分 2 次服用。

肝硬化腹水：生甘遂 180 克，黄芩、砂仁、木香各 30 克。同碾末，糊丸。每次口服 7.2～9 克，得泄则止。

气滞腹痛：莪术（醋炒）60 克，木香 30 克，碾为细末。每次 1.5～3 克，温开水冲服。

理气活血：丹参 50 克，红花 5 克，木香 10 克，檀香 3 克，降香 30 克。

水煎服，每日1剂，分2次服用。

补益药膳

香砂葛粉糊

原料 木香、砂仁各1克，葛粉30克，白糖适量。

做法 将木香、砂仁共研为末，与白糖、葛粉加水适量调成糊状，稍加煮沸即可食用。

功效 理气健脾，疏肝止泻。用于慢性溃疡性结肠炎，症见腹痛即泻、泻后痛减等。

猪脊羹

原料 猪脊骨1具，大枣10枚，莲子（去心）100克，木香3克，甘草10克。

做法 猪脊骨洗净剁碎，木香、甘草2味以纱布包好，然后与大枣、莲子同放锅中。加水适量，小火炖煮4小时即可。佐餐食用，以喝汤为主，并可吃肉、枣及莲子。

功效 补阴益髓，清热生津。适用于糖尿病。

陈皮木香炒肉

原料 陈皮、木香各3克，猪瘦肉片200克，精盐适量。

做法 先将陈皮、木香焙脆碾末备用。在锅内放食用油烧热后，放入猪瘦肉片，炒片刻，放适量清水烧熟，待熟时放陈皮、木香末及精盐并搅匀。食肉及汤，佐餐食用。

功效 舒肝解郁止痛。适用于气郁之妊娠腹痛。

枳实 破气消积，化痰散痞

简介 枳实，又名炒枳实、江枳实。为芸香科植物酸橙及其栽培变种等的幼果。产于四川、福建、江西、江苏、广东等地。

性味归经

性微寒，味苦、辛。归脾、胃、大肠经。

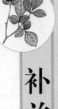

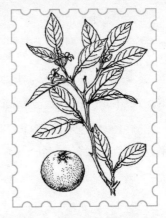

功效主治

破气消积，化痰散痞。用于食积不化引起的腹满腹胀、嗳气、大便不通；还用于湿热积滞引起的泻痢后重，痰滞气阻引起的胸痹、心下痞满，以及胃下垂、子宫脱垂、脱肛等症。

选购储存

以外果皮绿褐色、果肉厚、色白、瓤小、质坚实、香气浓者为佳。置阴凉干燥处，防蛀。

用药宜忌

3～10克，最大剂量可用至15克，水煎服或入丸、散。

脾胃虚弱及孕妇忌用。

妙方精选

咳嗽痰多：半夏、陈皮、枳实各9克，茯苓12克，南星6克，甘草3克。水煎服。

酒糟鼻：龙眼肉、酸枣仁各10克，枳实15克。煎煮为汤，睡前服用。

伤寒后胸痛：枳实50克，炒后碾为末。每次用米汤送服6克，每天2次。

脘腹痞满：枳实30克，白术60克，丸剂。每次服6～9克。

补益药膳

枳实牛肚砂仁汤

原料 牛肚250克，枳实12克，砂仁2克，精盐适量。

做法 牛肚洗净，切条备用。锅中加入适量水，放入砂仁、枳实和牛肚条后大火煮沸，然后转小火继续煮约2小时。食用时加入适量精盐调味即可。

功效 本汤有健脾补气之功效，尤其适用于脾胃不调、脘腹胀满、胃下垂等患者服用。

枳实大米粥

原料 枳实10克，大米100克。

做法 将枳实择净，放入锅中，加清水适量，浸泡5～10分钟后，用清水煎煮，取汁，加大米煮成稀粥即可。

功效 行气消痰。

油焖枳实萝卜

原料 枳实 10 克，白萝卜、虾米、食用油、葱、姜、精盐各适量。

做法 枳实以水煎汁，滤渣后备用；白萝卜洗净，切块；葱、姜洗净切丝。锅中加入适量食用油烧热，下入虾米、白萝卜翻炒片刻，浇入药汁，煨至极烂。加入葱、姜、精盐调味即可。

功效 本菜有润肠通便之功效，尤其适合于食欲不振、便秘者服用。

香附 行气解郁，调经止痛

简介 香附又称雷公头、雀头香、莎草根、香附米。为莎草科植物莎草的干燥根茎。全国均产，秋季采挖拣去毛须晒干入药。

性味归经

性平，味辛、微苦、微甘。归肝、脾、三焦经。

功效主治

行气解郁，调经止痛。用于肝郁气滞引起的胸胁腹胀痛以及肝气郁结引起的乳房胀痛、月经不调、闭经等；还用于寒滞肝脉引起的疝气疼痛、痛引小腹；另外，还可治疗男子心肺两虚等症。

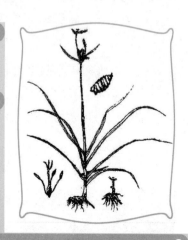

选购储存

以粒大、饱满、质坚实、香气浓郁者为佳。贮置于通风干燥处，防潮、防蛀。

用药宜忌

煎汤或入丸、散，5～10 克。

凡气虚无滞、阴虚血热者忌服。

妙 方 精 选

偏正头痛：川芎 100 克，香附（炒）200 克。同碾为末，以茶调服。

月经不调：柴胡、当归各 6 克，杭白芍 15 克，香附 5 克，川楝子 10 克。水煎服。

跌打损伤：炒香附 12 克，姜黄 18 克。共碾细末，每次服 3 克，一日 3 次。孕妇忌服。

肝火上旺：桃仁 20 克，香附 30 克，黄酒 250 克。前两味药材洗净，浸泡酒中 3 天，每次服 15 ~ 30 克，日服 2 次。

补 益 药 膳

香附猴头

原料 香附 9 克，猴头菇 30 克，精盐适量。

做法 香附加水煎汤，去渣后加入猴头菇煮熟，再加精盐调味服食。

功效 疏肝和胃。主治胃癌有肝胃不和、胃脘胀痛、食入即吐、呃逆等症。

玫瑰香附猪肝汤

原料 猪肝 300 克，香附 5 克，干玫瑰花 7 朵，葱 2 根，姜、橄榄油、淀粉、精盐、料酒各适量。

做法 猪肝洗净切片，加少许淀粉拌匀；姜切片，葱切段。香附洗净，与玫瑰花一起，加 3 碗水，煮约

5 分钟出味后熄火，去渣留汤。汤汁煮滚，滴数滴橄榄油，入猪肝片、葱段、姜片，快火煮熟，加精盐、料酒调味即可。

功效 疏肝解郁。

香附桃仁粥

原料 香附 60 克，桃仁 30 克，粳米 100 克，红糖适量。

做法 水煎香附子取药汁；桃仁捣烂用水浸泡后，研取汁去渣。将两汁混合，加入适量水，下粳米，文火煮粥，加红糖调味食用。

功效 本粥有行气、活血、通经的作用。

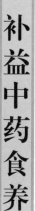

荔枝核 温中理气，祛寒止痛

简介 荔枝核，又名荔核、荔仁、枝核、大荔核。为无患子科植物荔枝的干燥、成熟种子。产于广东、广西、福建、云南、四川等地。

性味归经

性温，味辛、微苦。归肝、肾经。

功效主治

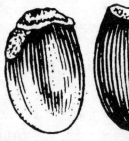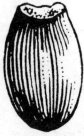

温中，理气，止痛。可治胃脘痛、疝气痛、妇女血气刺痛，对心气痛也有疗效。妇女经前血瘀气滞引起的腹痛或产后腹痛均适用。皮肤干燥者可用来养颜，因为荔枝核有活化细胞、滋润美白的功效，可有效延缓皮肤老化。

选购储存

以洁净、干燥、无霉蛀者为佳。置通风干燥处，防霉蛀。

用药宜忌

煎服，10~15克；研末服，1.5~3克，或入丸、散剂。外用适量，研末调敷。

荔枝核味涩性温，无寒湿气滞症状者忌用。

妙方精选

慢性胃痛：荔枝核烘干，研细末。每次6克，每日3次，温开水送服。

痢疾：荔枝壳、橡斗壳、石榴皮、甘草各自炒后煎服。

风牙疼痛：荔枝连壳烧存性，研末擦牙即止。

妇女虚弱贫血：荔枝干、大枣各7枚，水煎服，每日1剂。

补益药膳

荔枝核粥

原料 干荔枝核 15 个，山药、莲子肉各 15 克，粳米 50 克。

做法 前 3 味水煎取汁，再加米煮粥。

功效 补肾健脾，散寒止痛。

泥鳅橘核荔枝汤

原料 泥鳅 250 克，橘核、荔枝核、桂圆核各 30 克，丹参 15 克，小茴香 6 克，精盐少许。

做法 泥鳅去头尾、内脏，洗净后放入锅内。加入其余药材煎煮至熟，加精盐调味即成。

功效 消肿散结，调气止痛。适用于睾丸挤伤剧痛、阴囊血肿者。

荔枝核蜜茶

原料 荔枝核 30 克，蜂蜜 20 克。

做法 荔枝核敲碎后放入砂锅，加清水浸泡片刻，煎煮半小时，取汁，趁温热调入蜂蜜，拌匀即可。

功效 理气利湿，早晚服用。可用于预防盆腔炎。

沉香　行气止痛，温中降逆

简介 沉香，又名蜜香、拔香、沉水香、奇南香。为瑞香科植物白木香含有树脂的木材。我国广西、广东、台湾、海南等省区有栽培。

性味归经

性温，味辛、苦。归脾、胃、肾经。

功效主治

行气止痛，温中降逆，纳气平喘。治脘腹冷痛、气逆喘息、胃寒呕吐呃逆、腰膝虚冷、大肠虚秘等症。

选购储存

以身重结实、棕黑油润、无枯废白木、燃之有油渗出、香气浓郁者为佳。密闭，置阴凉干燥处。

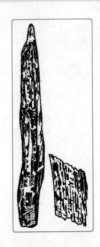

用药宜忌

1～3克，水煎服，后下；0.5～1克，磨汁冲服，或研末入丸、散。
气虚下陷或阴虚火旺者均忌用。

妙方精选

小便不利：沉香3克，乌药9克，茯苓、陈皮、泽泻、香附子各16克，麝香1.6克。共研为细末加入炼蜜做成绿豆大丸。每次用开水服20～30丸。

哮喘：鱼腥草60克，苏子30克，五味子20克，地龙30克，沉香10克，煎汤浸洗双足，每晚1次。

胃冷久呃：沉香、紫苏、白豆蔻各3克，研为细末，每次以柿蒂汤送服1.5～2克。

大肠气滞、虚闭不行：沉香磨汁2.4克，以当归、枳壳、杏仁泥、肉苁蓉各9克，紫菀31克，水煎，和沉香汁服。

补益药膳

沉香大米粥

原料 沉香2克，大米100克，白糖适量。

做法 米淘净，放入锅中加适量清水煮。沉香研为细末。待粥将熟时，加入白糖、沉香粉，再煮一两沸即可食用。

功效 行气止痛，降逆调中，温肾纳气。适用于寒凝气滞、胸腹胀闷作痛、胃寒呕吐、呃逆、痰饮咳喘及肾不纳气的虚喘连连者常食。

容颜不老方

原料 生姜600克，红枣300克，精盐75克，丁香、沉香各18克，茴香150克。

做法 将上药共捣为粗末，和匀备用。每日清晨煎服或开水泡服，每次10～15克。

功效 调气血，滋皮肤，葆春容。

川楝子 理气止痛，杀虫疗癣

简介 川楝子，又名川楝实、川楝子树、楝实、金铃子、仁枣、石茱萸。楝科植物川楝的成熟果实。主产于四川、湖北、湖南、河南、贵州等地。

性味归经

性寒，味苦，有小毒。归肝、胃、小肠、膀胱经。

功效主治

理气止痛，杀虫疗癣。能泄小肠、膀胱湿热，导引心包相火下行，通利小便，是治疝气的重要药物。也治伤寒热狂、热厥腹痛，治疮疥，杀三虫。花铺在席下，杀跳蚤、虱虫效果显著。

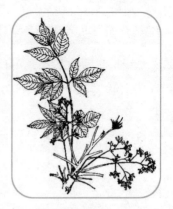

选购储存

以个大、饱满、外皮金黄色、果肉黄白色者为佳。置通风干燥处，防蛀。

用药宜忌

内服：水煎服，每次4.5~9克。外用：适量。

脾胃虚寒者忌用。频繁、过量服用本品会引起蓄积性中毒，中毒表现为肝脏损伤、精神失常、血压下降等。

妙方精选

小儿疝气：川楝子、元胡各9克，广木香3克，共为细末。1~2岁服1~2克，日服2次。

肝郁气滞、脘腹胁肋胀痛：川楝子、延胡索各等份，共研末。每服6克，日服2次。

预防乳腺癌：川楝子、延胡索、七叶一枝花、王不留行、蛇莓各5克，龙葵、蒲公英各30克，水煎，分3次服。能消坚肿、疼痛，宜于急性期。

补益药膳

川楝子茴香散

原料 川楝子肉 49 枚，茴香 30 克（炒）。

做法 以上两味药材碾为细末，调酒服用。

功效 理气止痛。

川楝子陈皮散

原料 茴香 500 克，川楝子、陈皮（去白）各 250 克，甘草 200 克，精盐适量。

做法 以上各味药材同精盐一起碾成末，搅匀即成，开水温服。

功效 暖肝散寒，行气止痛。

川楝子玄胡饮

原料 川楝子、玄胡各 10 克。

做法 将两味一同放入砂锅中，水煎 30 分钟，取汁即可。每日 1 剂，分 2 次温服。

功效 两药相配伍能够使气血通畅、缓解疼痛，主治脘腹、胁肋疼痛等症。

薤白　理气导滞，通阳散结

简介 薤白，又名野蒜。为百合科植物小根蒜的干燥鳞茎。全国均有。春、夏采挖，沸水煮后晒干入药。

性味归经

性温，味辛、苦。归肺、胃、大肠经。

功效主治

理气导滞，健胃消食，通阳散结。用于治疗胸痹、胸痛、饮食不消等症。

选购储存

以个大、质坚、饱满、黄白色、半透明、不带花茎者为佳。置于通风、干燥处保存，注意防潮、防蛀。

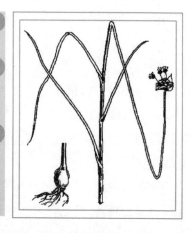

用药宜忌

5～10克，水煎服。

气虚者慎用；发热者不宜多食；无滞者及胃弱纳呆、不耐蒜味者不宜用。

妙方精选

脾肾阳虚型痢疾：薤白、肉豆蔻、五味子、葛根、槟榔、赤芍、炙黄芪各10克，干姜、补骨脂、桔梗、桂枝各6克，吴茱萸、制附片（先煎）各3克，茯苓15克，生白术20克，黄连5克，水煎服。每日1剂。

食欲不振、消化不良：薤白9克，橘皮10克，谷芽15克，水煎服。每日1剂。

慢性痢疾：薤白、黄芩各11克，白芍12克，甘草6克，水煎服。每日1剂。

慢性胆囊炎：薤白、全栝楼、莱菔子、半夏各15克，豆蔻（后下）6克，水煎服。每日1剂。

补益药膳

薤白雪蛤羹

原料 杏仁12克，薤白10克，雪蛤5克，冰糖20克。

做法 把杏仁、薤白放入盆内洗净；雪蛤用温水发透，除筋膜和黑子；冰糖打碎。把雪蛤、杏仁、薤白、冰糖同放蒸杯内，加清水150毫升。将蒸杯置蒸笼内，用武火大汽蒸45分钟即成。

功效 滋阴补血，止咳化痰。适合痰瘀型冠心病患者食用。

薤白三七鸡肉汤

原料 鸡肉（连骨）500克，薤白60克，陈皮6克，三七12克，生姜、红枣、米酒各适量。

做法 三七洗净，打碎成小粒状；鸡肉洗净，切块；陈皮水浸洗净，薤白除去根须。把三七、鸡肉、陈皮、生姜、红枣放入沸水锅内，武火煮沸后，文火煲2小时，放入薤白再煮沸片刻，调味，放入米酒搅匀。

功效 行气，通阳，散结。用于冠心病、高脂血症等患者。

薤白粥

原料 薤白 10 ~ 15 克（鲜者 30 ~ 60克），葱白 2 根，面粉 100 ~ 150 克（或粳米 50 ~ 100 克）。

做法 先把薤白、葱白洗净切碎，与面粉用冷水和匀后，调入沸水中煮熟即可，或改用粳米一同煮为稀粥服食。每日服 1 次。发热患者不宜服用。

功效 宽胸止痛，行气止痢。适用于急慢性痢疾、肠炎、胸肋刺痛、胸痹心痛以及冠心病、心绞痛的辅助治疗。

第十三章

凉血止血

白茅根 凉血止血，清热利尿

简介 白茅根，又名兰根、地筋。为禾本科植物白茅的干根茎。全国均产，春、秋采挖，洗净晒干切段入药。

性味归经

性寒，味甘。归肺、胃、膀胱经。

功效主治

具有凉血、止血、清热、利尿之功效。可治热病烦渴、吐血、鼻衄、肺热喘急、胃热呕逆、淋病、小便不利、水肿、黄疸等症。多用于治疗急性肾炎、急性肝炎；用于高血压、上消化道出血也有一定的效果。

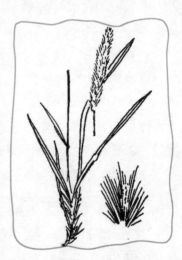

选购储存

以粗肥、黄白色或淡黄色、无须根、味甜者为佳。置通风干燥处。

用药宜忌

内服：煎汤，15～30克，鲜品可用至100克；也可外用，捣汁或研末。

脾胃虚寒、尿多不渴者忌服。切制白茅根忌用水浸洗，以免钾盐流失。

妙方精选

银屑病：以白茅根60～120克为主，配黄药子15克，赤芍60克，生地黄

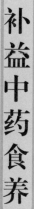

30～60 克，丹参、紫草、槐花、荆芥、地龙各 30 克。每天 1 剂。用白茅根煎汤去渣，取液煎余药口服。

肺结核：白茅根 60 克，侧柏叶 20 克，藕节、栀子、仙鹤草各 15 克，水煎，每日 1 次，分 3 次服下。

鼻衄：白茅根适量，研成细末，每次用温开水送服药末 6 克，每日早晚分服。

小便不利：白茅根（鲜品）60 克，煎汁，每日 1 剂，多次服下。

补益药膳

白茅根炖肉

原料 鲜白茅根 50 克，精猪肉 500 克，葱、姜、精盐、味精各适量。

做法 猪肉洗净，切片；白茅根洗净，切成小段；葱切段，姜切片。锅内放适量水，然后将葱段、姜片放入，再放猪肉片、白茅根，以大火烧开。改用小火至肉熟烂，拣去葱段、姜片，加适量精盐、味精调味即可。

功效 清热利湿。

白茅根豆浆饮

原料 白茅根 30 克，豆浆 250 克，白糖 20 克。

做法 把白茅根洗净。炖杯内放入适量水，将白茅根放入，小火煎煮 25 分钟，除去渣，留汁液待用。将豆浆放入炖杯内，用小火煮 5 分钟，加入白茅根汁液，烧开。加入白糖搅匀即可。

功效 生津止渴，清热利尿。

白茅根甘蔗甜饮

原料 白茅根 50 克，甘蔗 250 克。

做法 将甘蔗洗净切片，白茅根洗净放入锅中。锅中加水以盖过药材为宜，浸泡 10 分钟后大火煮沸，改小火煮 20 分钟，去渣取汁。

功效 本品清热生津、消暑止渴，特别适于经常口渴的人、暑热引起虚火上升、流鼻血或尿少、色深黄等患者饮用。但脾胃虚寒、拉肚子者忌饮。

补益中药食养　一本通

白及　收敛止血，消肿生肌

简介　白及，又名甘根、连及草、羊角七、千年棕、君求子、白鸡儿、白及、利知子等。兰科植物白及的干燥块茎。主产于贵州、四川、湖南、湖北、安徽、河南、浙江、陕西等地。

性味归经

性寒，味苦、甘、涩。归肺、胃、肝经。

功效主治

收敛止血，消肿生肌，解毒敛疮。适用于肺胃出血、痈肿疮疡、手足皲裂、肛裂。常用于肺结核及支气管扩张咯血、胃溃疡、外伤出血、手足皲裂等症。

选购储存

以干燥、粗壮肥厚、色白明亮、个大坚实、洁净、无须根者为佳。置于干燥处。

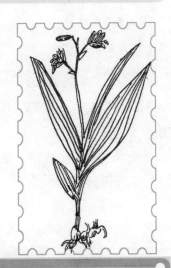

用药宜忌

煎服，每次 3 ~ 10 克；散剂，每次 2 ~ 5 克。

外感及内热壅盛者禁止服用。

妙方精选

心气疼痛：取白及、石榴皮各 6 克，碾成细末，加蜂蜜和成黄豆般大丸。每次以艾叶、醋汤送服 3 丸。

胃及十二指肠溃疡出血：每次用白及粉 0.3 ~ 0.6 克，每日 3 ~ 4 次，口服。

肛裂、大便出血：白及碾粉，每次服 2 克，日服 3 次，一般连服 5 天可愈。

跌打骨折：白及末 6 克，用酒调服。

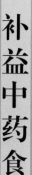

补益中药食养一本通

白及粥

原料 白及 10 克，粳米 100 克。

做法 将白及洗净，切成 2 厘米见方的小块；粳米淘洗干净。将粳米、白及放入锅内，加水适量，置武火上烧沸，再用文火煮 30 分钟即成。

功效 养胃，止血，消肿。对大肠溃疡便血患者尤佳。

白及燕窝羹

原料 白及、燕窝各 15 克，冰糖 20 克。

做法 把白及洗净，放入炖杯内，加入适量的水。用小火炖半小时，滤去渣，留汁待用。燕窝水发透，去燕毛；冰糖打碎，待用。把白及汁放入炖杯内，放入燕窝，用大火烧沸，小火炖煮半小时，加入适量冰糖即可。

功效 滋阴润肺、消肿止血。适宜于肝硬化吐血患者食疗之用。

鹌鹑白及汤

原料 鹌鹑 1 只，白及 10 克。

做法 鹌鹑去毛、去内脏，洗净，与白及同煮，去渣食肉饮汤。

功效 润肺止咳。适用于肺结核病。

大蓟 凉血止血，散瘀消肿

简介 大蓟，又名马蓟、虎蓟、刺蓟、山牛蒡、鸡项草、鸡脚刺、野红花、茨芥、牛触嘴。为菊科植物蓟的干燥地上部分或根。产于全国各地。

性味归经

性凉，味甘、苦。归心、肝经。

功效主治

凉血止血，散淤消肿。用于鼻衄、吐血、尿血、痈肿疮毒等症。

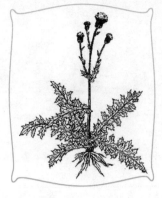

选购储存

以根条细短粗壮、饱满、质坚、断面稍呈角质状者为佳。贮干燥处，防潮。

用药宜忌

内服：煎汤，取6～10克服用；鲜品绞汁服用。外用：适量，捣敷；或捣汁涂。

脾胃虚寒而无瘀滞者忌服。

妙方精选

烧烫伤：大蓟粉5份，芒硝3份，温开水调糊，外敷患处。厚约3毫米，每12小时换药1次。

咯血：鲜大蓟500克，榨取药汁（无鲜品者可用干品50克碾粉代用），加白糖适量，冷开水送服。

出血诸症：大蓟炭、小蓟炭、侧柏炭、茜草炭、白茅根炭、大黄炭、棕榈皮炭、牡丹皮炭、荷叶炭、栀子炭各等份，同捣碾为末。每次服3～9克，每日服2次。

补益药膳

大蓟汤

原料 大蓟草、马兰根各15克。

做法 将两者除去杂质，然后一起水煎后服用。

功效 具有凉血止血、散瘀消肿等功效，适宜于尿路感染患者食疗。

大蓟酒

原料 大蓟草、黄酒各适量。

做法 将大蓟草除去杂质，放入盛有适量黄酒的容器中几日即可。

功效 本品具有凉血止血、散瘀消肿等功效，适宜于血友病、口鼻出血、紫斑等症状的患者。

大蓟鸡蛋汤

原料 鲜大蓟根100克，鸡蛋2枚。

做法 上述药食材加清水适量同煎，吃蛋饮汤。

功效 主要治疗脾经湿热型急性鼻窦炎。

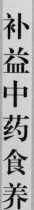

小蓟 凉血止血，解毒消痈

简介 小蓟，又名刺菜、青青菜、刺儿菜、野红花。为菊科植物刺儿菜的干燥地上部分。产于全国大部分地区。

性味归经

性凉，味苦、甘。归心、肝、肠经。

功效主治

凉血止血，解毒消痈。用于血热妄行之出血证，如吐血、咯血、衄血、尿血、崩漏、热毒痈肿。

选购储存

以色绿、叶多者为佳。置通风干燥处。

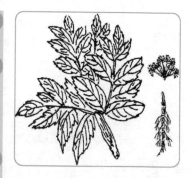

用药宜忌

内服：煎汤，每次取 6～10 克服用；或捣汁饮。鲜品加倍。外用：适量，捣敷。

胃弱泄泻及血虚、脾胃弱不思饮食者忌服。

妙方精选

蛋白尿：小蓟 15 克，荷蒂 7 克，藕节、木通各 10 克，竹叶 5 克。清水煮沸，每日 1 剂，日服 3 次。

顽固性失眠：取小蓟干品 6 克或鲜品 10 克放入杯中，用开水 30～50 毫升浸泡约 10 分钟，睡前饮其水，疗程为 60 天。

刀伤流血不止：小蓟苗适量，捣烂敷在刀伤处即可。

妇人阴痒：小蓟适量，煮汤。每天坚持洗 3 次阴部。

补益中药食养一本通

补益药膳

小蓟草炖猪肉

原料 小蓟草 100 克，猪瘦肉 250 克，精盐、料酒各适量。

做法 猪瘦肉洗净切块。锅内加适量水，将猪瘦肉、小蓟草放入锅内，加适量精盐、料酒，炖煮熟烂即成。

功效 凉血，止血，补血。适用于小便频急、热涩刺痛、尿色红赤混浊。

小蓟焖田螺

原料 田螺 750 克，鲜小蓟 50 克，姜 30 克，花生油、花椒、料酒、酱油、精盐、味精各适量。

做法 将小蓟洗净切段备用；姜去皮切丝，待用；田螺在碱水里洗一下，然后在盐水中腌 10 分钟，使其吐去黏沫，再用清水冲洗干净；用刀背

砸去田螺顶尖。锅内放适量花生油烧热，放入花椒炸出香味后加入小蓟、姜丝、料酒、酱油、精盐煸炒后，放入田螺，加入适量水，然后用小火焖 15 分钟，出锅前加适量味精即可。

功效 凉血止血，清热消肿。适用于外伤流血、崩中漏下等症状的患者食疗。

小蓟糯米饭

原料 小蓟 15 克，糯米 50 克，红糖适量。

做法 小蓟以适量水煎后取汁，糯米淘洗干净在水中浸泡片刻即可。以药汁煮糯米成粥，粥成后加适量红糖即可。

功效 解毒消痈，凉血止血。适用于血小板减少患者的食疗。

艾叶　散寒止痛，温经止血

简介 艾叶，又名蕲艾、祁艾、灸草、五月艾等。菊科植物艾的叶。中国大部分地区均产，以湖北蕲州产者最好，为地道药材，俗称"蕲艾"，也写作"祁艾"。

性味归经

性温，味辛、苦，有小毒。归肝、脾、肾经。

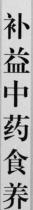

功效主治

散寒止痛，温经止血，理气安胎。用于功能性子宫出血、月经不调、先兆流产、湿疹、疥癣等。

选购储存

以背面灰白色、香气浓郁、质地柔软、叶厚色青者为佳。贮于通风干燥处，防潮、防蛀。

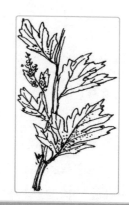

用药宜忌

煎服，3～10克。外用适量。

阴虚热者慎服。艾叶炒炭后，温经止血作用增强。本品气味芳香，不宜久煎。

妙方精选

感冒：艾叶6克，葱白2个，胡椒7粒，水煎服。每日1剂。

先兆流产：艾叶炭6克，桑寄生、菟丝子各15克，当归10克，水煎服。每日1剂。

咳嗽：艾叶30～50克，放入约1500毫升沸水中煎煮15分钟，捞去艾叶，将煎出的药液倒入盆中，趁热将双足置于盆沿上熏蒸，候温后浸泡双足，至出微汗。每晚1次，临睡前更佳，每次15～20分钟。

补益药膳

艾叶阿胶汤

原料 艾叶15克，阿胶20克。

做法 艾叶入锅加清水，武火煮沸后改文火熬1～2小时，加入捣碎的阿胶粒，边煮边搅匀至阿胶溶化后服用。

功效 温经祛寒，养血止血。用于虚寒型月经过多、崩漏，表现月经量多、色淡红、质稀薄，或夹清稀白带、腰酸腹痛、得温痛减、下腹空坠感、畏寒、四肢发冷、喜热饮、口干不渴等。脾胃虚弱者不宜多食。

艾叶大米红糖粥

原料 干艾叶15克（鲜品30克），大米50克，红糖适量。

做法 艾叶煎取浓汁去渣，与大

米、红糖加水煮成稠粥。月经停止后3天服用，月经来前3天停用。每日2次，早、晚温热服。

功效 温经止血，散寒止痛。用于妇女虚寒型痛经、月经不调、小腹冷痛等症。

艾叶姜蛋

原料 生姜15克，艾叶9克，鸡蛋2只。

做法 把生姜、艾叶、鸡蛋放入砂锅，加水煎，待蛋熟后去壳取蛋，再放入锅内煮片刻。去药渣。饮汤吃蛋。于月经前7天，每天1次，连服数天。

功效 温通经脉，散寒化瘀。适用于血寒月经后期，症见月经延后、色黯红而量少、小腹疼痛、得热痛减、畏寒肢冷、面色苍白、舌淡苔薄、脉沉等。

蒲黄　活血止血，祛瘀止痛

简介 蒲黄，又名水蜡烛、毛蜡烛。蒲黄是香蒲科植物水烛香蒲的花粉。主产于江苏、河南、黑龙江、内蒙古等地。

性味归经

性平，味甘。归肝、心经。

功效主治

活血止血，祛瘀止痛。用于吐血、衄血、溺血便血、崩漏、瘀血刺痛、跌打损伤等症。

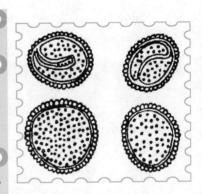

选购储存

以色鲜黄、光滑、纯净者为佳。置通风干燥处，防潮、防蛀。

用药宜忌

常用量5～10克；汤剂需包煎；研末冲服，每次3克；止血多炒用；散瘀止血多生用。

孕妇应慎重，但可用于子宫收缩不良的出血。

妙方精选

吐血、唾血：蒲黄 31 克。捣为散，每次以温酒调服 9 克。

产后血不下：蒲黄 93 克，以水 3 升，煎取 1 升，顿服。

坠伤扑损、瘀血：蒲黄研为末，每天空腹以温酒调服 9 克。

尿道炎：蒲黄、冬葵子、生地黄各 5 克，共研为细末，拌匀，水煎温服，每日 3 克。

补益药膳

蒲黄五灵脂山楂汤

原料 蒲黄粉 30 克，五灵脂 40 克，山楂 15 克，蜂蜜 60 克。

做法 山楂洗净去子后切片。砂锅内加适量水，然后将五灵脂、山楂片煎 30 分钟，用洁净纱布过滤，去渣，取汁。将汁放回砂锅，放入蒲黄粉，加适量水，煎煮 15 分钟，离火，待煎汁温热时调入蜂蜜，拌匀即成。

功效 活血化瘀，抗癌止痛。

蒲黄蜜汁焖玉竹

原料 鲜玉竹 500 克，蜂蜜 50 克，蒲黄 6 克，白糖 10 克，香油 6 克，香精 1 滴，淀粉适量。

做法 把鲜玉竹去须根洗净，切成 3 厘米长的段。炒锅放火上，放入香油、白糖炒成黄色，加适量开水，并将蜂蜜和蒲黄加入，再放入玉竹段，烧沸后用小火焖烂，捞出玉竹段。锅内汁加 1 滴香精，用适量淀粉勾芡，浇在玉竹段上即成。

功效 清润肺胃，生津止渴。

蒲黄粳米粥

原料 蒲黄 10 克，大米 100 克，白糖适量。

做法 先将蒲黄用布包好放入锅中，以适量清水浸泡 5 ~ 10 分钟；将锅置火上，先用大火煮沸，再加入大米煮粥，待粥熟时调入白糖，再煮 1 ~ 2 个沸即可。

功效 本粥收敛止血、行血去瘀。适用于出血症及心腹疼痛、产后瘀痛、恶露不净、痛经等症。

三七　祛瘀止血，消肿止痛

简介 三七，又名山漆、金不换、参三七、田七、盘龙七、滇三七、血参、佛手山漆、四漆等。五加科植物三七的干燥根及根茎。主产于云南、广西等地。

性味归经

性温，味甘、微苦。归肝、胃经。

功效主治

祛瘀止血，消肿止痛。用于跌打损伤、一切血症、胸胁疼痛、月经过多、产后恶露不止等症状。

选购储存

以质地坚实、体重皮细、断面处呈棕黑色、无裂痕、味苦回甜者为佳。密封，置于阴凉、干燥处保存，注意防霉、防蛀。

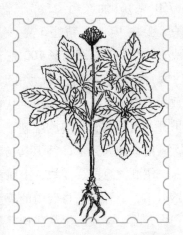

用药宜忌

3～10克，水煎服；每次1～1.5克，研末服。外用适量，研末调敷患处。

三七不可与富含铁的动物血、瘦肉、菠菜等一同食用。皂苷不可与富含有机酸的水果一同食用。

妙方精选

急性鼻炎：川芎20克，绿茶5克，红糖适量。用沸水400毫升煎至250毫升，去渣取汁，饮用。

心室衰竭：川芎、赤芍、丹参、鸡血藤、泽兰各15克，党参、益母草、麦门冬各25克，附子、五加皮各10～15克。水煎服。

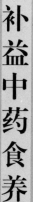
补益中药食养一本通

阴血亏虚：川芎、生地、当归、黄芪、防风、天麻、秦艽、全蝎、白术、荆芥各等份，碾末制成蜜丸，每次 6 克，每天 3 次。

药物性皮炎：生甘草、白芍、熟地各 30 克，川芎、地肤子各 15 克。水煎服，每日 1 剂。

补益药膳

三七蒸鸡

原料 三七 9 克，净鸡 1 只（750 克），油菜叶 25 克，葱段 20 克，姜块 10 克，精盐 5 克，绍酒 15 克，味精 2 克，鸡清汤 100 克。

做法 净鸡剁去爪，用水洗净，放入汤锅中煮至半熟捞出。从鸡脊背劈开，掰离胸骨，鸡胸脯朝下，放入大碗内，加入三七，添上鸡汤，加精盐、绍酒、葱段、姜块，上屉蒸至熟透取出。下屉后，将碗内的鸡汤滗在勺内，除去葱段、姜块。把鸡扣在汤盘中，把勺内汤烧开，加味精、精盐调好味，放入油菜叶，浇在鸡身上即成。食鸡肉喝汤，可佐餐食用。

功效 补血活血。用于失血、贫血、气血不足等症。

灵芝三七瘦肉汤

原料 猪瘦肉 250 克，桂圆肉 15 克，灵芝 30 克，三七 6 克；姜、精盐各适量。

做法 猪瘦肉洗净，切块；灵芝去杂质，洗净，切小块；三七、桂圆肉分别洗净。将所有用料一起放入锅中，加适量清水，大火煮沸，改小火再煮 3 小时，调味即可。佐餐食用。

功效 养心安神，去瘀止痛。适用于气虚血瘀所致冠心病引起的心慌心悸、胸臆闷痛、气短神疲、失眠多梦、食欲不振、舌暗瘀点等症。

三七首乌粥

原料 三七 5 克，制首乌 50 克，粳米 100 克，大枣 5 枚。

做法 将三七、制首乌洗净，放入砂锅内煎煮，取浓汁。粳米淘洗干净，与大枣放入锅中加水煮粥，然后放入药汁搅匀，用小火烧沸，即可。每周食用 2 次。

功效 高脂血症、高血压者，可用这种粥来强心、降脂、降压。

补益中药食养 一本通

槐花 凉血止血，清肝泻火

简介 槐花，又名槐蕊、槐米。为豆科植物槐的花朵或花蕾。多产于北方。花初开时采，花朵称"槐花"，花蕾称"槐米"，阴干入药。

性味归经

性微寒，味苦。归肝、大肠经。

功效主治

炒熟后研成粉末服用，治痔疮、心痛目赤、腹泻、便血，驱虫，祛皮肤风热。炒香后经常咀嚼，可治失音、咽喉肿痛。还可治吐血、鼻衄、血崩。

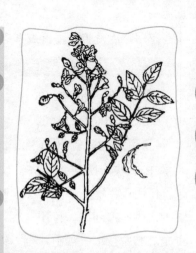

选购储存

以个大、紧缩、色黄绿者为佳。置于阴凉、干燥处保存，注意防潮、防蛀。

用药宜忌

内服：5～10克煎汤服用；或入丸、散。外用：槐花适量，煎水熏洗或研末敷于患处。

槐花易伤胃阳，脾胃虚寒、阴虚发烧而无实火者忌用。

妙方精选

崩漏：槐花炭、荠菜、马齿苋各30克，煅乌贼骨、茜草炭、地榆炭各15克，蒲黄炭10克，生甘草5克。水煎服，每日1剂，分2次服。

鼻血不止：槐花、乌贼骨各等份，半生半炒，研为末，吹入鼻内。

白带不止：槐花（炒）、牡蛎（煅）等份为末。每次以酒送服9克。

中耳炎：槐花、菊花、绿茶各3克，沸水冲泡，代茶频饮。

补益药膳

槐花酿大肠

原料 猪大肠 150 克，槐花 20 克。

做法 将槐花放入猪大肠内，用线扎紧，加水适量煮熟，调味，喝汤食大肠。

功效 适用于痔疮出血患者。

马齿苋槐花粥

原料 鲜马齿苋 100 克，槐花 30 克，粳米 100 克，红糖 20 克。

做法 将鲜马齿苋拣洗干净，在开水中焯软，捞出，码齐，切成碎末，备用；将槐花拣洗干净，晾干或晒干，研成极细末，待用；粳米淘洗干净。然后在水中浸泡片刻。锅内放适量水，然后将粳米放入水中，大火煮开，然后改用小火煮成粥。粥中加入槐花细末，并加入马齿苋碎末及红糖，再用小火煨煮至开即可。

功效 本品具有清热解毒、凉血止血的功效。适宜于大肠癌患者引起的便血、血色鲜红等症状患者食疗。

槐花清蒸鱼

原料 鲫鱼或鲤鱼 1 条，槐花 15 克，葱、姜片、精盐、料酒、蒜、水各适量。

做法 将鱼放盘中，放葱、姜片、蒜、料酒、精盐，蒸 20 分钟后，放槐花，稍蒸，调味。

功效 适用于寻常型银屑病且湿热盛者。

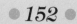

第十四章

安神益智

远志 安神益智，散瘀消肿

简介 远志，又名棘菀、细草、苦远志，为远志科植物远志或卵叶远志的根皮。产于河北、陕西、吉林等地。

性味归经

性微温，味苦、辛。归心、肾、肺经。

功效主治

具有安神益智、散瘀消肿的功能。主治心肾不交导致的失眠多梦、健忘惊悸、神志恍惚、咳痰、瘰疬、乳房肿痛等症状。

选购储存

以颗粒大而饱满、黄白色、油润肥厚、去净木心者为佳，置干燥通风处，防潮、防蛀。

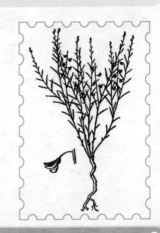

用药宜忌

3～9克，水煎服。外用适量。

本品易引起恶心，胃溃疡、胃炎患者慎用。心肾有火、阴虚阳亢者忌服。

妙 方 精 选

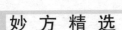

咽喉肿痛：远志肉碾为末，吹入喉中。

健忘症：取远志碾为末，冲服。

夜游症：远志、酸枣仁、茯神、川芎、当归各10克，丹参15克，龙骨20克，知母、甘草各6克，水煎服。每日1剂。

神经衰弱，失眠：远志7克，酸枣仁、合欢皮各10克，夜交藤、茯苓各15克，每日1剂，水煎，分3次服。6日为1个疗程。

补益药膳

远志桂圆枸杞汤

原料 桂圆肉、枸杞子各10克，远志、枣仁各3克，桃仁6克，白糖适量。

做法 将原料洗净加适量的清水，慢火煮至汤汁收浓，放入白糖即可食用。

功效 养心安神。

人参远志饮

原料 人参10克，远志30克。

做法 一起研为末，每包8克，每次1包，沸水冲泡代茶饮，连服7～10天。

功效 适用于电脑族改善视力。

益气养心，益智明目。

远志熟地补酒

原料 远志、石菖蒲、补骨脂、熟地、地骨皮、牛膝各30克，白酒500毫升。

做法 将前六味药材共碾细末，置容器中，加入白酒，密封，浸泡5日后即可饮用。每次空腹服10毫升，每日早、中各服1次。

功效 理气活血，聪耳明目，轻身延年，安神益智。适用于老年人五脏不足、精神恍惚、耳聋耳鸣、少寐多梦、食欲不振等症。

酸枣仁 宁心安神，养肝敛汗

简介 酸枣仁，又名山枣仁、酸枣核、山枣。为鼠李科植物酸枣的干燥成熟种子。产于黄河以北地区。

性味归经

性平，味甘、酸。归心、肝、胆经。

功效主治

宁心安神，养肝，敛汗。治虚烦不眠、惊悸怔忡、体虚自汗、盗汗等症。

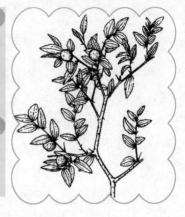

补益中药食养

一本通

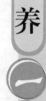

选购储存

以粒大、饱满、有光泽、外皮红棕色、种仁色黄白者为佳。置于阴凉干燥处密封保存，注意防蛀。

用药宜忌

水煎常用量10～20克，服末1.5～2克。凡有实邪郁火及患有滑泄症者慎服。

妙方精选

盗汗：酸枣仁、人参、茯苓各等份，共碾细末。每次食用6克，米汤调服。

小儿夜啼：酸枣仁10～20克，水煎服（可加适量白糖）。或将酸枣仁碾末，每次1.5～3克，睡前服。

失眠：清晨8时前冲泡绿茶15克，8时后忌饮茶水，晚上就寝前冲服酸枣仁粉10克。

神经衰弱：酸枣仁20粒，黄花菜20根。上两味药材炒至半熟，捣碎成细末。温水冲服，睡前1次服完，连服10～15日。

补益药膳

酸枣仁粥

原料　酸枣仁50克，白米75克。

做法　先将酸枣仁放入锅内，加适量清水，煎煮20分钟，滤去药渣，保留药汁。再将白米淘洗干净，放入锅内，与药汁一起用大火煮20分钟后，转用小火煮至米成稠粥即可。空腹时食用，一次服完。

功效　养肝补血，宁心安神。主治神经衰弱、心肝血虚、心神不宁、失眠多梦、体虚多汗等。

枣仁百合排骨汤

原料　百合20克，酸枣仁10克，小排骨200克，精盐适量。

做法　百合洗净，用温水浸泡约10分钟；酸枣仁用刀背略微压碎；小排骨洗净，焯去血水，放入锅中，加入百合、酸枣仁后，再加入750克（3杯）水，放入电饭锅中，加精盐调味，煮至开关跳起即可食用。

功效 滋阴安神。

酸枣生地炖金龟

原料 酸枣仁（炒）9克，生地20克，黄连6克，当归15克，人参10克，远志6克，茯苓15克，石莲肉10克，甘草3克，金龟1只（300克），料酒8克，姜4克，葱6克，精盐4克，味精3克，胡椒粉3克，鸡油25克，上汤1800毫升。

做法 将以上药材洗净，装入纱布袋内，扎紧口；金龟宰杀后，去头、尾及肠杂，留龟壳及龟板；姜拍松，葱切段。将金龟、药包、姜、葱、料酒同放炖锅内，加入鸡油、上汤，置大火上烧沸，再用小火炖35分钟，加入精盐、味精、胡椒粉调味即成。

功效 滋阴，养心，固精。

柏子仁 养心安神，润肠通便

简介 柏子仁，又名柏实、柏仁、柏子、侧柏仁、柏子仁霜。为柏科植物侧柏的种仁。产于山东、河南、河北、陕西、湖北、甘肃、云南等地。

性味归经

性平，味甘。归心、肾、肠经。

功效主治

养心安神，润肠通便。治惊悸怔忡、失眠健忘、盗汗、肠燥便秘。

选购储存

以颗粒饱满、呈黄白色、油性大而不泛、无皮壳杂质者为上品。置通风干燥处。

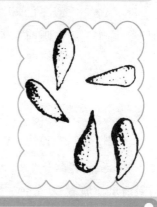

用药宜忌

内服：煎汤，9~15克；或入丸、散。外用：适量，捣敷。

此药对于腹泻及痰多患者忌服用。

妙 方 精 选

老人体虚便秘：柏子仁、麻子仁、松仁各等份，同碾为末，制丸如梧桐子般大。每次服 20～30 丸，饭前服。

斑秃：柏子仁、当归各 500 克。共碾细末，炼蜜为丸如黄豆粒大。每次服 9 克，每日 3 次，饭后服。

失眠：柏子仁 10 克，猪心 1 个。先将猪心用清水洗净血污，再把洗净的柏子仁放入猪心内，再放入瓷碗中，加适量水上锅隔水蒸至肉熟。加精盐调味，每日分 2 次食完。

脱发：柏子仁、当归各 500 克，同碾为细末，炼蜜为丸。每日 3 次，每次 6～9 克，饭后服。

补益药膳

柏子仁安神粥

原料 熟半夏 25 克，柏子仁 13 克，酸枣仁 5 克，香菇 5 朵，里脊肉 50 克，粳米 50 克，酱油、淀粉、香油各适量。

做法 熟半夏泡软，切碎；柏子仁、酸枣仁洗净；香菇洗净，泡软切丝；里脊肉切丝，加酱油、淀粉、香油拌匀；粳米洗净，加熟半夏煮粥，加入香菇丝、肉丝，煮至肉熟，加柏子仁粉、枣仁粉拌匀。

功效 养心安神。

柏子仁猪心汤

原料 柏子仁 10 克，大枣 10 枚，山药 10 克，猪心 1 个，料酒 10 克，姜 5 克，葱 10 克，精盐 3 克，鸡汤 500 毫升。

做法 柏子仁洗净；大枣去核；山药切片；猪心洗净，用沸水焯一下，捞起切片；姜拍松，葱切花。把猪心片装入碗内，加入料酒、姜、葱、精盐，腌渍 30 分钟。把鸡汤放入锅内，置武火上烧沸，放入柏子仁、大枣、山药片，用文火煎煮 25 分钟，再放入猪心片，煮 10 分钟即成。

功效 滋补气血，养心安神。适合心气不足型冠心病患者饮用。

柏子仁粥

原料 柏子仁 25 克，粳米 100 克，蜂蜜 15 克。

做法 粳米淘洗干净，用冷水浸泡半小时，捞出，沥干水分；将柏子仁拣净，拍碎。取锅放入冷水、粳米、柏子仁，先用旺火煮沸，再改用小火熬煮至粥成，调入蜂蜜搅匀，再沸即可。

功效 改善睡眠，增强精力，调经止痛。

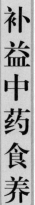

合欢皮 宁神解郁，活血消肿

简介 合欢皮，又名合欢木皮、合昏皮。为豆科落叶乔木植物合欢的树皮。产于长江流域各省。夏秋两季剥取树皮，切段用。

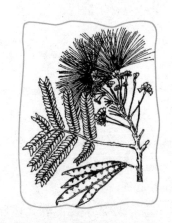

性味归经

性平，味甘。归心、肝经。

功效主治

宁神解郁，活血消肿，和营止痛。用于肝郁胸闷、忧郁不乐、健忘失眠、跌打损伤、痈肿疼痛等症。

选购储存

以皮细嫩、珍珠疙瘩明显者为佳。置于通风、干燥处保存，防潮、防蛀。

用药宜忌

6～12克，水煎服。外用适量，研末调敷。

合欢皮单独应用不要超过30克，否则会出现兴奋、失眠等症状。合欢皮有活血作用，溃疡病及胃炎患者慎用，流汗不止、虚烦不眠者忌用。

妙方精选

心烦失眠： 合欢皮、鲜景天、三七各15克，夜交藤30克，水煎，分2次服，每日1剂，连用3～5日。

神经衰弱： 合欢皮、丹参各50克，酸枣仁25克，研粉过筛，混匀，炼蜜为丸，每次10克。

失眠： 合欢皮、刺五加、五味子、夜交藤各15～30克，水煎服。每日1剂。

疏肝理气： 合欢花6～10克。将合欢花洗净，放入茶杯中，用开水冲泡，加入适量白糖即可。

补益药膳

合欢茶

原料 合欢皮6克，冰糖1小匙。

做法 合欢皮用清水快速冲净，入杯中。锅内加2碗水熬沸，迅速冲入合欢皮中，加冰糖，盖杯盖闷约2分钟即可饮用。

功效 安神，清心养胃。

合欢花瘦肉汤

原料 合欢皮15克，珍珠母30克，猪瘦肉100克。

做法 将前两味药材水煎，去渣取汁，与猪瘦肉同煮，至猪瘦肉熟烂即可。

功效 防衰老，养心。

合欢酒

原料 合欢皮50克，黄酒250克。

做法 将合欢皮弄碎，放入带有密封盖的瓶子中，倒入黄酒浸泡。每天摇晃瓶子2次，2周后滤去合欢皮，饮酒即可，每天2次，每次15毫升。

功效 此酒安神健脑、止痛消肿。适用于跌打损伤、失眠健忘、神经衰弱的人服用。

灵芝　益气强壮，养气安神

简介 灵芝，又名赤芝、紫芝、菌灵芝、本灵芝、石灵芝、灵芝草。为多孔菌科真菌紫芝或赤芝的子实体。产于浙江、江西、湖南、广西、福建、广东等地。

性味归经

性平，味甘。归心、脾、肺经。

功效主治

具有益气强壮、养气安神、健运脾胃的功能。主治虚劳、咳嗽、气喘、失眠、消化不良、恶性肿瘤等症。

选购储存

以个大、质硬、色深者为佳；色白者次之；色灰白且管孔较大者最次。用袋子密封，放在阴凉干燥处，防霉、防蛀。

用药宜忌

水煎服，每次 3～15 克；或碾末冲服，每次 1.5～3 克。

实证患者如有发热恶寒、鼻塞流涕等外感表征者慎服。

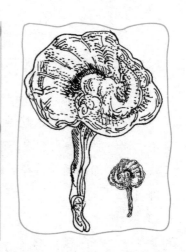

妙方精选

头发早白：灵芝、黑桑葚（晒干）各 500 克。碾细为末，炼蜜为丸，如弹子大，每次 1 丸，用温黄酒吞下，每日 2 次。

失眠：灵芝 30 克，白酒 500 毫升，浸泡密封半月，每日搅动数次。每次服 10 毫升，每日 1～2 次。肝功能差者每次服 5 毫升以下，急性肝炎禁用。

冠心病：灵芝 30 克，丹参 5 克，田七 5 克，白酒 500 毫升。灵芝、丹参、田七洗净，同入坛加白酒，盖上坛盖。每天搅拌 1 次，浸泡 15 天即成。每次服适量。

肠风痔瘘：每次取灵芝 18～30 克，猪瘦肉 90 克，加精盐适量，隔水蒸熟。上午蒸 1 次，喝汤；下午蒸 1 次，全吃尽。

补益药膳

灵芝山楂饮

原料 灵芝 30 克，三七粉 4 克，山楂汁 200 毫升。

做法 先将灵芝洗净，放入砂锅中，注入适量清水，以小火煎煮 1 小时。去渣后滤取药汁，加入三七粉和山楂汁即成。每日 1 剂，早、晚各 1 次，服用前需摇匀。

功效 益气活血，通脉止痛。主治冠心病心气不足、血脉淤滞、心悸气短、胸闷胸痛等。

灵芝茶

原料 灵芝草 10 克。

做法 将灵芝草切成薄片，沸水

冲泡即可。代茶饮。

功效 益气，养心，安神，止咳平喘。

灵芝鹿肉汤

原料 山楂、灵芝各20克，鹿肉250克，料酒、葱各10克，姜5克，精盐、味精、胡椒粉各2克。

做法 将灵芝、山楂洗净，润透，切薄片；鹿肉洗净，切2厘米宽4厘米长的块；姜切片，葱切段。将灵芝、山楂、鹿肉、料酒、姜、葱同放炖锅内，加水1000毫升，置大火上烧沸，再用小火炖煮35分钟，加入精盐、味精、胡椒粉，搅匀即成。

功效 补五脏，润肌肤，安心神，降血压。

龙眼肉 补益心脾，养血安神

简介 龙眼肉，又名圆眼、龙目、益智。为无患子科植物龙眼的假种皮。主产于广东、福建、台湾、广西等省区。

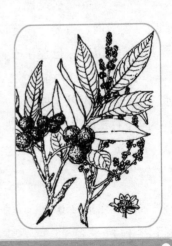

性味归经

性温，味甘。归心、脾经。

功效主治

补益心脾，养血安神。主治气血不足所致的面色无华、神疲乏力以及心血亏虚所致的心悸、失眠、健忘等症。

选购储存

以身干、片大、肥厚、棕黄色、味甘者为佳。干燥、防潮保存。

用药宜忌

10～15克，大剂量可加至30克，水煎服或入丸散、浸酒皆可。

有外感实邪、痰饮胀满者及糖尿病患者勿食龙眼肉。孕妇应慎食，以免引起胎动不安甚至早产等。

妙方精选

思虑过度、劳伤心脾、烦躁不眠、健忘自汗：归脾汤。龙眼肉、酸枣仁（炒）、黄芪（炙）、白术（焙）、茯神各一两，木香、人参各半两，炙甘草二钱半，每服五钱，姜三片，枣一枚，水二盏，煎至一盏，温服。

益气补血、健脾养心：龙眼肉、白术、黄芪、酸枣仁、远志、当归等同用，水煎服。每日1剂。

贫血体弱：龙眼肉9克，花生米（不去红皮）15克，水煎服。每日1剂。

老花眼：枸杞子、龙眼肉各20克，水煎服。每日1剂，连服15日。

补益药膳

龙眼莲子汤

原料 龙眼肉15克，莲子肉50克，鸡蛋2只，生姜2片，南枣4枚，精盐少许。

做法 鸡蛋隔水蒸熟，去壳；龙眼肉、莲子肉、生姜、南枣洗净，莲子去心，保留红棕色莲子衣，生姜去皮，南枣去核。砂锅内放入适量清水，烧开后放入以上原料，用中火煲2小时左右，加少许精盐，即可食用。

功效 宁心安神，养血润肤。

龙眼核桃炒牛肝

原料 牛肝250克，龙眼肉、核桃仁、枸杞子各25克，黑木耳30克，芹菜100克，料酒10克，精盐3克，鸡精2克，水淀粉25克，姜片5克，葱段10克，植物油35克。

做法 龙眼肉、枸杞洗净；核桃仁用植物油炸香；黑木耳发透，撕瓣；芹菜去叶，洗净，切段；牛肝洗净，切薄片。将炒锅置武火上烧热，加入植物油，烧至六成热时，下姜、葱爆香，随即下入牛肝，炒变色，加入料酒、龙眼肉、核桃仁、枸杞子、黑木耳、鸡精、精盐、芹菜，炒熟即成。

功效 补肾，益肝，明目，强智力，润肠通便。适用于肝肾亏虚、视物不清、健忘等症。

糖渍鲜桂圆

原料 鲜桂圆500克（去皮核），加白糖50克。

做法 反复蒸、晒数次，至色泽变黑，最后拌入白糖少许装瓶，每次食四五粒，每日2次。

功效 养心血，安心神。

第十五章

补益虚损

一、血虚

当归 补血调经，活血止痛

> **简介** 当归，又名干归、云归、秦归。为伞形科植物当归的干燥根。产于甘肃、云南、四川、贵州、陕西、湖北等省。

性味归经

性温，味甘、辛。归肝、心、脾经。

功效主治

补血调经，活血止痛，润肠通便。用于贫血症、经前紧张、月经不调、子宫内膜炎、附件炎、宫颈炎、盆腔炎、不孕症、血栓闭塞性脉管炎、神经痛、冠心病、慢性气管炎、神经性皮炎、肝炎、小儿麻痹后遗症等。

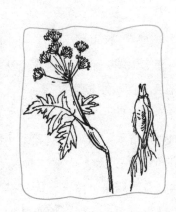

选购储存

以主根大、身长、支根少、断面黄白色、气味浓厚者为佳；主根短小、支根多、气味较弱、断面变棕红色者品质较差。应密封保存，置于干燥阴凉的地方，并防潮湿、防虫蛀。

用药宜忌

每次 4.5 ～ 9 克，水煎服。

湿盛肿满、大便泄泻者忌服。

妙方精选

面色㿠白：当归 10 克，黄芪 30 克。水煎服。

下腹绞痛、下赤白：当归、黄连、黄柏各 10 克，干姜 5 克。将上述药材碾末，用乌梅汁调服，每日 3 次。

遗尿：当归 60 克，车前子 30 克，炙麻黄 10 克。上述药材加水 500 毫升煎至 200 毫升。每次用量：14 岁以下者 100 毫升，14 岁以上者 200 毫升，睡前 1 小时服。7 日为 1 疗程。

大便不通：当归、白芷各 20 克，同碾末。每次服 10 克，米汤调服即可。

补益药膳

当归羊肉汤

原料 羊肉 500 克，当归、生姜各 15 克，精盐、黄酒、酱油各适量。

做法 将羊肉洗净，切小块，放入沸水中焯一下去除血水浮沫；当归洗净，装入纱布袋扎紧；生姜切片。将羊肉、药袋、生姜一同放入砂锅，加适量清水，用小火煎煮 1 小时，取出药袋。改大火烧沸，加酱油、精盐、黄酒调味，移至小火煮至羊肉熟烂，再改大火，加白糖收汁即可。吃肉喝汤，早、晚温热食用。

功效 散寒养血，温经止痛。适用于女性月经过多或血虚所致的闭经、痛经、病后、产后体虚消瘦等症。

枸杞当归酒

原料 枸杞子、当归、鸡血藤各 90 克，熟地 70 克，白术 60 克，川芎 45 克，白酒 2.5 升。

做法 将上述各药均捣成粗末，装入纱布袋扎好。放入酒坛中，密封浸泡 7 ～ 10 天，取出药袋，将酒液澄清即可。每次 25 ～ 50 毫升，早晚温饮。

功效 滋阴养血，调补肝肾。主治老年人肝肾两虚、阴虚不足、步履困难、视物不清、腰腿酸软等症。

当归补血茶

原料 黄芪 30 克，当归 6 克。

做法 将黄芪与当归研为细末，放入茶杯。入沸水，加盖闷 15 分钟即可。空腹饮用，每日 1 剂，分 2 次温服。

功效 对过度劳累、身体虚弱、肌热面红、面色萎黄、烦躁口渴有较好的效果。

阿胶 补血活血，调经止痛

简介 阿胶，又名驴皮胶、傅致胶、盆覆胶、阿胶珠。为马科动物驴的皮经漂泡去毛后煎煮、浓缩熬制而成的固体胶块。产于山东、河北、河南、浙江、江苏等地。

性味归经

性平，味甘。归心、肝、肾经。

功效主治

补血活血，调经止痛，润肠通便。用于血虚萎黄、眩晕心悸、月经不调、经闭痛经、虚寒腹痛、肠燥便秘、风湿痹痛、跌打损伤、痈疽疮伤等症。

选购储存

以主根大、身长、支根少、断面黄白色、气味浓厚者为佳；主根短小、支根多、气味较弱、断面变棕红色者品质较差。应密封保存，置于干燥阴凉的地方，并防潮湿、防虫蛀。

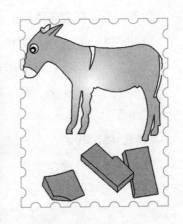

用药宜忌

烊化兑服，每次 3～9 克。用开水或黄酒化服，入汤剂应烊化冲服。

阿胶性黏腻，有碍消化，胃弱、消化不良、痰湿呕吐、泄泻者忌服。

黄明胶为牛皮熬制而成，功似阿胶，偏于止血。

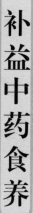

补益中药食养一本通

妙方精选

尿血：阿胶 30 克（蒲黄炒，烊化），栀子、车前子（炒后布包煎）、甘草各 15 克，水煎服。每日 1 剂。

贫血：阿胶（烊化）、当归各 15 克，熟地黄 25 克。水煎，分 3 次服，隔日 1 剂。

白带异常：阿胶（蒲黄炒）、炮姜、煅龙骨、赤石脂各 15 克，艾叶适量。将前 4 味药共研为细末，每日早、晚饭前服 6 克，用艾叶煎水送服。

月经不调：阿胶 12 克（烊化），当归、白芍、艾叶各 6 克，水煎，分 3 次服，每日 1 剂。

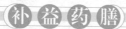

当归煮羊肉

原料 羊肉 250 克，当归 100 克。生姜、葱、精盐各适量。

做法 将羊肉洗净，切块；当归煎成药汁，然后用当归汁煮羊肉。待羊肉煮透，再加入生姜、葱、精盐煮至熟烂即可。

功效 温阳散寒，养血活血。主治乳腺癌、子宫颈癌阳虚内寒证、畏寒肢冷、面色苍白等。

归脾远志汤

原料 当归、远志各 3 克，白术、茯神、黄芪、龙眼、酸枣仁各 30 克，人参、木香各 15 克，炙甘草 8 克，生姜 6 克，红枣 3 克。

做法 将上述药物一同放入砂锅内，加水煎煮 30 分钟，取汁饮用。每日 1 剂，分 2 次温服。

功效 主治心脾两虚、气血不足引起的失眠心悸、食少体倦、妇女崩漏、面色萎黄等症。

当归米酒

原料 当归 30 克，米酒 500 毫升。

做法 洗净当归，放入瓶内，加入米酒，密封瓶口。每日摇 1 次，浸泡 7 日。每次饮 30 毫升，1 日 2 次。

功效 补血活血，通络止痛。适用于血虚夹瘀所致的手臂久痛、酸胀麻木、活动不利、痛经等症。

补益中药食养 一本通

白芍 平肝泄火，养血和阴

简介 白芍，又名白芍药、芍药、金芍药、离草根、可离根、将离根、天斗、玉斗、天魁、玉魁、冠芳等。毛茛科植物芍药的根。主产于浙江、安徽、四川等地。

性味归经

性微寒，味苦、酸。归肝、肾经。

功效主治

平肝泄火，缓急止痛，养血和阴。用于血虚肝旺、头晕眼花、胁痛腹痛、痢下赤白、月经不调等症。

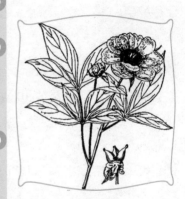

选购储存

以根粗长、匀直、质坚实、粉性足、表面洁净者为佳。贮藏在干燥容器内，酒白芍、醋白芍密闭，置于阴凉干燥处，防蛀。

用药宜忌

每次6～15克，水煎服。

白芍性微寒，故阳衰虚寒者忌服；小儿出麻疹期间忌食。虚寒腹痛泄泻者慎服。

妙方精选

妇女妊娠腹痛：当归90克，白芍500克，茯苓120克，泽泻250克，川芎90克。共捣为散，每次2克，用黄酒和服。

大小便不通：大黄、白芍各60克。碾末，调蜂蜜为丸，如梧桐子般大。每次服4丸，每日3次。

牙痛：白芍、甘草各15克，蒲公英30克，细辛3克。水煎服，每日1剂。

习惯性便秘：白芍24～40克，生甘草10～15克。水煎服，每日1剂。

补益药膳

人参白芍酒

原料 生晒参、参须、白芍各30克,白酒1000克。

做法 将生晒参、参须以及白芍切碎,浸泡入白酒内,浸泡半月左右(其间须经常摇动),然后滤除药渣即可。每次10~15克,每日3次。

功效 人参补气,白芍养血,二者合用,尤适合于气血不足者。

白芍川芎炖鱼头

原料 白芍、川芎各10克,甘草6克,鲤鱼头1只,料酒、姜、葱、精盐各适量。

做法 白芍、甘草、川芎润透切片;鲤鱼头洗净,去鳃;姜切片,葱切段。鱼头抹上料酒、精盐,放入炖锅内,加入白芍、甘草、川芎、姜片、葱段,注入清水800毫升。炖锅置于武火烧沸,再用文火炖煮20分钟即成。每日1次,每次吃鱼头50~100克。

功效 行气补血,镇静止痛。

白芍粳米粥

原料 白芍30克,粳米100克,麦芽糖适量。

做法 白芍加水煎取汁液3次,再用其药汁加粳米熬煮成粥,临出锅前加入麦芽糖拌匀即可。

功效 养血调经,平肝止痛。

桑葚 补血滋阴,生津润燥

简介 桑葚,又名桑果、桑葚子、乌葚、桑枣。为桑科植物桑的干燥果穗。产于我国南方大部分地区。

性味归经

性寒,味甘、酸。归心、肝、肾经。

功效主治

补血滋阴,生津润燥。用于眩晕耳鸣、心悸失眠、须发早白、津伤口渴、内热消渴、血虚便秘等症。

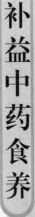

补益中药食养一本通

选购储存

以个大、肉厚、色紫红、糖分足者为佳。置通风干燥处，防蛀。

用药宜忌

每日 10～30 克，以水煎服或熬成膏用水冲服。

因为桑葚性寒，因此脾胃虚寒以及腹泻者应忌用本品，否则易加重病情。桑葚忌铁器；婴幼儿应少吃桑葚，以免引起腹部不适。

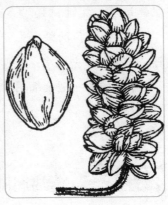

妙方精选

贫血：鲜桑葚 60 克，龙眼肉 30 克。炖烂食用，每日 2 次。

自汗、盗汗：桑葚、五味子各 10 克。水煎服，每日 2 次。

肝肾阴虚所致的须发早白、眩晕：桑葚 15 克，何首乌 12 克，旱莲草 9 克。水煎服，每日 1 剂，或将桑葚浸酒饮之。

血虚腹痛、神经痛：桑葚熬膏，每次 10～15 克，每日 1 次，用温开水和少量米酒冲服。

补益药膳

百合桑葚炒鳝丝

原料 百合 15 克，芹菜、鳝鱼各 100 克，桑葚、葱段各 10 克，姜丝、精盐各 5 克，色拉油 1 大匙。

做法 百合洗净，浸透，蒸熟待用；桑葚洗净，去杂质；鳝鱼去杂，切细丝；芹菜切段。把炒锅置大火上烧热，加入色拉油烧六成热时，下入姜、葱爆香，加入鳝丝炒匀，放入精盐、百合、桑葚，炒熟即成。

功效 降脂降压。

桑葚橘皮茶

原料 桑葚、枸杞子各 15 克，橘皮 6 克，白糖 20 克。

做法 水煎饮用。

功效 疏肝解郁、补血。

桑葚甲鱼生地汤

原料 甲鱼 1 只，桑葚 15 克，

生地黄 15 克，生牡蛎 15 克。

做法 将甲鱼活杀，去壳、头及内脏，用开水除去血水；桑葚、生地黄、生牡蛎洗净。把全部用料一齐放入砂锅，加适量的水和调料共煮，约煮 1 小时，甲鱼肉烂熟即可。

功效 补益肾精。

百合 清热润肺，安神止咳

简介 百合，又名白百合、白花百合。为百合科植物卷丹、百合或细叶百合的干燥鳞茎。产于陕西、山西、河南、河北、浙江、江西、安徽、湖北、湖南等地。

性味归经

性寒，味甘。归肺、胃经。

功效主治

清热，润肺，安神止咳。适用于肺阴虚引起的干咳无痰，或咳嗽日久、痰中带血；热病后余热未清引起的心烦、口燥、小便短赤；阴虚内热引起的心烦失眠、神经衰弱、疮痈不溃等症。

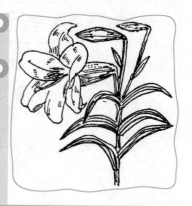

选购储存

鲜百合以个大、瓣匀、肉多、色白或淡黄色、没有霉变为宜；干百合以干燥、没有杂质、肉厚且透明为宜。置于通风干燥处保存。

用药宜忌

内服：水煎服，每次 10～30 克。亦可蒸食或煮粥食。外用：鲜品捣敷。

风寒咳嗽及中寒便溏者忌用。百合不宜多食，不然有伤肺气。

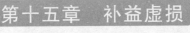

妙方精选

肺痈：百合适量，拌蜂蜜蒸或煮，频食。

小儿百日咳：鸡胆1个，百合10克。将鸡胆焙干，与百合同碾细末。1岁以内分3天服；1~2岁分2天服；3~6岁1天服；7~10岁以上药量加倍，1天服完。每天量分3次内服。

神经衰弱：百合30克，白芍、白薇、白芷各12克。水煎服，每日1剂。

口干唇燥、颜面萎黄：百合15克，鸡蛋黄1个。水煎服，每次20毫升，每日3次。

补益药膳

百合藕节汁

原料 干百合、莲藕节各20克。

做法 水煎，汤水冲入白及粉10克服用。

功效 安神养肺。

百合西芹炒乳鸽

原料 百合20克，西芹50克，乳鸽1只，料酒10克，葱10克，姜5克，盐5克，酱油10克，味精3克，胡椒粉2克，香油10克，淀粉、食用油各适量。

做法 把乳鸽宰杀后，去毛、内脏及爪，切成小颗粒，用酱油、盐、淀粉腌渍30分钟；西芹切小颗粒，放炒锅内炒熟盛入盘内。炒锅置中火上，加入食用油，烧至六成热时，加入乳鸽肉，爆炒至变色，洒入料酒。下入西芹、百合，再把姜、葱、盐、味精、酱油、胡椒粉、香油加入炒锅，淀粉勾芡即成。

功效 清热解毒，降压降脂。适合糖尿病患者食用。

百合银耳莲子粥

原料 百合30克，莲子15克，银耳10克，冰糖适量。

做法 煮粥，每日1剂。

功效 此粥具有清心安神、润肺止咳、补肾强身的功效。适用于失眠多梦、焦虑健忘等症。另有免疫、抗癌等作用。

熟地 滋阴补血，明目益精

简介 熟地，又名熟地黄、大熟地、九地等。玄参科植物地黄的块根，经加工炮制而成。全国大部分地区均产；以河南温县、博爱、孟县（今孟州）等地产量大、质量佳，为"四大怀药"之一。

性味归经

性微温，味甘。归心、肝、肾经。

功效主治

滋阴补血，明目益精。主治肝肾阴虚、盗汗遗精、腰膝酸软、心悸怔忡、血虚萎黄、月经不调以及眩晕、耳鸣、虚发早白等症。

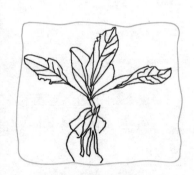

选购储存

以块根肥大、软润、内外乌黑有光泽为佳。置于通风干燥处保存。

用药宜忌

水煎服，10～30克，也可入丸、散、膏剂等。

凡脾胃虚弱、外感未清、气滞痰多或腹满便溏者均忌用本品；对于肝阳上亢，但无肝肾阴虚的高血压病患者也应慎用。忌用铜器加工本品。

妙方精选

须发早白：小黑豆30克，熟地、何首乌、黑芝麻各15克。水煎服。

腰腿酸软：乌骨鸡1只，熟地200克，饴糖150克。所有材料放鸡肚内，蒸食。

血弱阴虚、火旺、阳火盛：熟地3克，五味子、枳壳（炒）、甘草（炙）

各 9 克。一起碾为细末，调蜂蜜做成丸状。每次 3 克，每天服用 3 次。

头痛、牙疼、失血：生石膏 10 克，熟地 9 克，麦冬 6 克，知母、牛膝各 5 克。加水适量，煎后温服或冷服。

补益药膳

熟地补血汤

原料 熟地黄 24 克，当归 12 克，杭白芍 10 克，鸡血藤 15 克。

做法 将上述 4 味药材一同用水煎，水沸 1 小时后，取汤温服。空腹服用，每日 1 剂。

功效 此 4 味药同用，可补益精血，治疗血虚和贫血。

熟地黄乌鸡

原料 乌骨鸡 200 克，熟地黄 20 克，砂仁 10 克，葱段、姜片、精盐、黄酒等各适量。

做法 熟地黄、砂仁用纱布包好；乌骨鸡洗净、切块，放入锅内，加适量水，武火煮沸；去浮沫，加入药包、葱段、姜片、黄酒，文火炖至肉熟汁少，去药包，加适量精盐调味即可。

功效 滋阴补虚，延年益寿。用于老年人肝肾阴虚及妇女产后体虚等症。

熟地炖鲍鱼

原料 熟地 10 克，党参 12 克，鲍鱼 50 克，菜胆 100 克，鸡汤 100 毫升，精盐 5 克，味精 3 克。

做法 熟地洗净切薄片；党参切段；鲍鱼切薄片；菜胆洗净，切 5 厘米长的节。把熟地、党参、鲍鱼、菜胆、精盐、味精放入炖锅，加入鸡汤，用大火烧沸，小火炖煮 25 分钟即成。

功效 滋阴补血。

熟地延年茶

原料 何首乌 8 克，地骨皮、茯苓各 5 克，熟地、天冬、麦冬、人参各 3 克。

做法 将上述各原料碾成粗末，放入热水瓶中，以沸水冲大半瓶，盖闷浸泡 20～30 分钟即可。

功效 补肾益精，益寿延年。

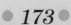

二、气虚

人参 补益脾肺，安神益智

简介 人参，又名黄参、血参、神草。为五加科植物人参的干燥根。产于东北及朝鲜，野生者称"山参"，人工栽培者为"圆参"。圆参不经加工洗净者为"生晒参"，擦去外皮经糖制者为"白参"，蒸后干燥后为"红参"。

性味归经

性温，味甘、微苦。归脾、肺、心经。

功效主治

大补元气，补益脾肺，生津止渴，安神益智。主要用于气虚、气津两伤、消渴、失眠、健忘等。对血虚、阳痿也有辅助治疗作用。

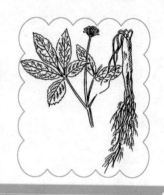

选购储存

圆参以身长、支大、芦（根茎）长者为佳；芦短、支瘦小、含糖多者次之。野山参以支大、浆足、纹细、芦长、碗密、有圆芦及珍珠点者为佳。装入密封箱中，置于通风、阴凉、干燥处保存，防潮、防蛀。

用药宜忌

5～10克，研末吞服，每次1～2克，每日2～3次。用于急救时每次15～30克，水煎，分几次灌服。

不能与藜芦、五灵脂、皂荚同服。在服用人参期间，不宜喝茶、吃萝卜，因能降低其药效。当口服3%的人参酊剂达到200毫升时，可出现中毒反应。

妙方精选

低血压： 人参 6 克，麦冬 15 克，五味子 9 克，水煎后服用，每日 1 剂。连服 1 周。

气虚血瘀型冠心病： 人参 10 克，丹参、山楂各 30 克，白酒 750 毫升。将人参、丹参和山楂洗净，切片，放入白酒中，密封浸泡 30 天即成。每日早晚各服 15 毫升。

气阴两虚： 人参、甘草各 1.5 克，天冬、麦冬各 6 克，花粉、黄芩、知母、荷叶各 3 克。水煎服，每日 1 剂。

补益药膳

人参煮羊肉

原料 人参 50 克，枸杞子 30 克，肉苁蓉 15 克，羊肉 250 克。葱白适量、豆豉汁适量。

做法 先把人参、枸杞子、肉苁蓉刨成细末，再用 1500 毫升水浸泡 2 天。去渣滤出 1000 毫升药汁，加入羊肉和葱白、豆豉汁，炖煮至羊肉烂熟即可。

功效 益气血，补脾肾。主治低血压属脾肾阳虚证，如头晕目眩、体倦无力、腰酸腿软、小便频数、大便溏泻等。

四君子汤

原料 人参 10 克，白术、茯苓各 9 克，炙甘草 6 克。

做法 人参、白术、茯苓、炙甘草等四味洗净，加水文火熬制，取汤服用。每日 1 剂，分 2 次水煎服。

功效 主治脾胃气虚。

枣仁人参茶

原料 炒枣仁、人参各 3 克，麦冬 9 克，竹茹 6 克，龙眼肉 5 枚。

做法 人参切片与龙眼肉一起，加入小半碗水另炖 30～40 分钟。其余 3 味研成细末，作 1 日量置于保温瓶中，冲入沸水适量浸泡，盖闷约 30 分钟。将二者对合为药茶服用（人参片、龙眼肉一并嚼细吞咽）。于 1 日内频频饮完。服后效不佳者，用量可加倍。

功效 补益气阴，安神宁心。适用于中老年或病愈之后、气血不足、津液受损等；体质虚弱、精神不振、失眠等症患者也可服用。

补益中药食养一本通

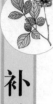

党参 补中益气，健脾益肺

简介 党参，又名上党人参、黄参。为桔梗科植物党参、素花党参、川党参的干燥根。产于河南、河北、山西、陕西、青海等地。

性味归经

性平，味甘。归肺、脾、肾经。

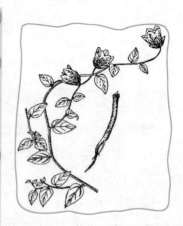

功效主治

补中益气，健脾益肺。治脾肺虚弱、倦怠乏力、气虚不足、气急喘促、脾虚食少、面目浮肿、久泻脱肛等症。

选购储存

以条大粗壮、皮松肉紧、横纹多、肉色黄褐、有香气、甜味浓者为佳。保存宜放于凉爽干燥处，避免虫蛀。

用药宜忌

每次 10 ~ 15 克。

实证、热证禁止服用；正虚邪实证不宜单独服用。忌与萝卜、茶同食。

妙方精选

心律失常： 党参 20 克，麦冬、五味子各 6 克，放入沸水中冲泡，代茶饮。

下痢泄泻： 老党参 1 只，酒 500 克，先将党参拍出裂缝，再置于干净的瓶子中，倒入酒浸封口。7 天后方可取用。

低血压： 党参、黄精各 30 克，炙甘草 10 克。每日 1 剂，水煎服，每日 2 次。

月经不调： 锦鸡儿根、党参各 15 克。水煎服。

补益药膳

党参大米粥

原料 党参50克，大米100克，红糖适量。

做法 将党参洗净切片；大米淘洗干净，晒干后，用锅炒黄。将党参和炒黄大米同放锅里，加适量水煎煮50分钟，加入红糖，稍煮即成。

功效 补气，养血，健脾。用于中气虚弱、病后体虚、食欲不振、消化不良等症。

党参茯苓煲乳鸽

原料 乳鸽1只，党参12克，茯苓、白术各6克，甘草3克，红枣15克，精盐适量。

做法 将乳鸽和药材洗净，放入砂锅中，加入适量清水，煮沸，转小火炖50分钟，加精盐调味即可。

功效 本品能增强胃肠功能，适合食欲不振、吃饱后容易腹胀者。经常服用能提高机体免疫功能，增强体质，预防疾病的发生。

党参红枣炖排骨

原料 党参30克，红枣8枚，排骨500克，姜、葱、精盐、味精、胡椒粉、料酒各适量。

做法 将党参洗净，切片；红枣洗净，去核；排骨洗净，剁成段。将排骨、党参、红枣、姜、葱、料酒放入锅内，加入清水适量，置大火上烧开，再用小火炖熟，汤熟时加入精盐、味精、胡椒粉即成。

功效 补气活血。

黄芪 补阳气升，益卫固表

简介 黄芪，又名绵芪。为豆科植物蒙古黄芪、膜荚黄芪的干燥根。产于东北、华北、西北、内蒙、四川等地。秋季采挖，晒干切片入药或蜜制入药。

性味归经

性温，味甘。入肺、脾经。

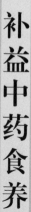

补益中药食养 一本通

补阳气升，益卫固表，敛疮生肌，利水消肿。适用于脾气虚引起的气短乏力、食欲不振、大便稀溏；还适用于脾肺气虚引起的气短咳嗽、痰多稀白、体虚多汗、表虚自汗等症。

选购储存

以根条粗长、皱纹少、质坚而实、粉性足、味甜者为佳；根条细小、质较松、粉性小及顶端空心大者次之。应放在通风干燥的地方，以防潮湿、防虫蛀。

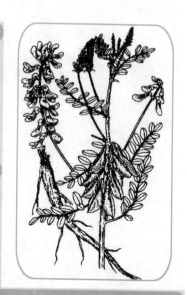

用药宜忌

水煎服，每次 10 ~ 15 克，大剂量可用至 30 ~ 60 克；也可炖服，每次 15 ~ 20 克。

黄芪为温性补品，因此，发烧、咳血、气滞、热毒、便秘等热证患者应忌服。阴虚内热、食积腹胀、肝气不和以及妊娠期妇女不宜服用。

妙 方 精 选

慢性萎缩性胃炎：黄芪 30 克，茯苓、白术、白芍各 10 克，桂枝 5 克，甘草 3 克，大枣 10 枚。煎取药液，分早、中、晚服用。

慢性结肠炎：黄芪 30 克，党参、白术各 10 克，木香 5 克，甘草 3 克。水煎，分早中晚服用。

慢性肝炎：黄芪 30 克，茵陈 10 克，柴胡 5 克，大枣 10 枚。水煎服。

老人便秘：黄芪、陈皮各 16 克，同碾为末，每次服 9 克。另取大麻子 1 合（1 合等于 0.18 斤），捣烂，加水揉出浆汁，煎至半干，调入 1 匙蜂蜜，再煮沸，把黄芪、陈皮末加入调匀，空腹服下。症状严重者再服即愈。

补益中药食养一本通

补益药膳

黄芪陈皮猪肠

原料 猪肠 1 副，黄芪 200 克，陈皮 30 克。

做法 将猪肠去脂膜，里外洗净。把黄芪、陈皮用纱布包好，放入猪肠中，用棉线扎紧，加水以小火炖煮，煮熟后去掉药包即可。

功效 益气健脾，升提举陷。主治胃下垂、脘腹脉痛、腹泻纳少、体倦乏力等症。

黄芪炖猪肚

原料 生黄芪 20 克，猪肚 500 克，料酒 15 克，姜、葱各 10 克，精盐 3 克。

做法 将猪肚洗净，切成 4 厘米见方的块；黄芪切成薄片；姜切片，葱切花。将猪肚、黄芪、料酒、姜、葱放入炖锅内，加水适量，置武火上烧沸，再用文火炖煮 50 分钟，加精盐拌匀即成。

功效 补气升阳，益气护胃。

参芪灵芝牛肉汤

原料 牛肉 250 克，党参 20 克，黄芪 30 克，灵芝 15 克，红枣 10 枚，生姜 10 克。

做法 将牛肉洗净，放入沸水中煮 3 分钟，捞出切成小块；生姜切片，黄芪、党参、灵芝洗净，放入纱布袋中。汤锅中加水适量，放入牛肉，煮沸后加入药袋及姜片、红枣，继续煮 30 分钟后，改用文火炖 2 个小时，至牛肉熟透，调味后即可食用。

功效 可增强人体免疫力。

白术　健脾益胃，利水渗湿

简介 白术，又名于术、冬术、山精。为菊科植物白术的干燥根茎。全国均有栽培。初冬采挖，洗净，切片，晒干，生用或炒用。

性味归经

性温，味甘、苦。归脾、胃经。

功效主治

健脾益胃，利水渗湿，固表敛汗。用于治疗脾胃气虚引起的不思饮食、倦怠少气、胎动不安、自汗、虚胀以及脾虚湿盛所致水肿、黄疸、泄泻、眩晕、湿痹等症。

选购储存

以个大、质坚实、断面色黄白、香气浓者为佳。置于通风干燥处，防潮、防蛀。

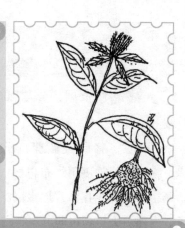

用药宜忌

煎服，每次 5 ~ 15 克；通便用至 60 ~ 120 克（单味）。

白术易伤阴，阴虚内热或津液不足者不宜用。胸闷、腹胀等气滞者忌用。中国药典规定，每日服用白术 3 ~ 15 克是安全剂量。若大剂量服用白术，会抑制心脏跳动，严重时会导致心脏停跳。

妙方精选

气虚自汗不止：黄芪 15 克，白术、防风各 10 克，水煎服。

脾虚、胎动不安：白术、人参、旋覆花、熟地黄、当归、阿胶各 30 克，上药共为粗末，每服 6 克，水 2 小杯，酒 0.9 克，于银器中熬至 1 小杯，去渣，空腹温服，每日 1 服。

白带过多：白术 120 克，补骨脂 60 克。共炒黄，研末，每晨用米汤冲服 9 克，酌加食糖。

脾虚胀满：白术 100 克，橘皮 200 克。上药共为末，酒糊丸，梧子大。每食前木香汤送下 30 丸。

补益药膳

白术内金糕

原料 白术、鸡内金各 10 克，干姜 1 克，大枣 30 克，面粉 500 克，白糖 300 克，酵母、碱各适量。

做法 将白术、鸡内金、干姜、大枣洗净，放入砂锅内，加水煎取药汁，去渣。将面粉、白糖和酵母一起置面盆内，加入药汁合匀，揉成面

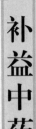

补益中药食养 一本通

团，待发酵后，加碱调至酸碱适度，做成糕坯，上笼用武火蒸 30 分钟即可食。

功效 健脾养胃，助消化。适用于脾胃虚弱所致的食欲不振、消化不良、泄泻、食后胃痛等症。

山药白术荷叶猪腱汤

原料 白术 25 克，新鲜荷叶 3 张，山药 50 克，猪腱 300 克，陈皮 1 角，精盐适量。

做法 将白术、山药切片，泡透；选荷叶的中心部分洗净，陈皮、猪腱也分别洗净。瓦煲内加适量清水，大火烧至水沸，放入各种原料，改用中火煲 3 小时，加精盐调味即可。单独服用或佐餐。

功效 补益健脾，醒脾祛湿。

白术扣烧牛肉

原料 牛肉 250 克，白术 15 克，香菜 10 克，黄酒、花生油、米醋、酱油、味精、香油、水淀粉、大葱、姜、大蒜、大料、精盐各适量。

做法 牛肉煮熟抹匀酱油，下油锅炸至金黄色捞出，沥油，切成片，放入蒸碗；香菜切段，大葱切段，姜切片，蒜一半切成蒜末，一半切成蒜片。锅中放香油烧热，投入大料、大葱段、姜片、蒜片煸香，加黄酒、白汤、酱油、精盐、白术同煮。开后倒入蒸碗，上笼蒸烂熟取出。将蒸好的牛肉扣入汤盘，滗出原汤倒在锅里，加白汤、黄酒、精盐、味精、蒜末烧开，用水淀粉勾成薄芡，放入米醋、香油，浇在牛肉上，撒上香菜即可。

功效 补脾益气，强筋骨。对治疗虚损羸瘦、消渴、脾弱不运、腰膝酸软等有很好的效果。

蜂蜜 益气补中，清热润燥

简介 蜂蜜，又名蜜糖、蜂糖、白蜜。为中华蜜蜂或意大利蜜蜂分泌的蜜糖。产于全国各地。

性味归经

性平，味甘。归脾、肺、胃经。

蜂蜜

功效主治

养脾气，除心烦，益气补中，明耳目，清热，润燥，止痛，解毒，润肠通便，延年益寿。主治食不下咽、胃脘疼痛、口舌生疮，外用可治汤火烫伤。

选购储存

以稠如凝脂、味甜纯正、清洁无杂质、不发酵者为佳。置于通风阴凉处，但作为滋补中药，不宜放入冰箱保存，否则会降低药效。

用药宜忌

内服：每次 15～30 克，可冲服或入丸、膏作赋形剂。也可外用，即将适量蜂蜜敷于患处。

蜂蜜有满中助湿的弊端，因此，凡湿阻中满、湿热内蕴以及痰湿内盛者忌用蜂蜜。蜂蜜不能与生大葱同食，否则会引起痢疾。

妙方精选

体虚型咳嗽：蜂蜜 30 克，银耳 20 克。将银耳洗净，用清水发开，蒸半小时，加入蜂蜜服用。

慢性咽喉炎：蜂蜜 30 克，白萝卜汁 100 毫升。搅拌均匀后慢慢服用。

肝肾阴虚型慢性肝炎：蜂蜜、大枣肉各 500 克，枸杞子 50 克。将大枣和枸杞子洗净切碎，加清水适量，煎煮至烂熟，捣烂成糊，加入蜂蜜搅拌，再煮沸 3～5 分钟，冷却后放入瓶中，每日不时服用。

烫伤：蜂蜜 15 毫升，均匀涂抹在烫伤处即可。

补益药膳

蜂蜜松子仁米粥

原料 松子仁、粳米各 50 克，蜂蜜适量。

做法 将松子仁碾碎，同粳米煮粥。粥熟后冲入适量蜂蜜即可食用。

功效 补虚，润肺。

苦瓜蘸蜂蜜

原料 苦瓜 1 根，蜂蜜一大匙，冰块、凉开水适量。

做法 苦瓜洗净，削薄片，放入

凉开水中，加冰块，放冰箱冷藏1小时；蜂蜜和等量凉开水调和后拌匀，苦瓜取出后直接蘸蜂蜜食用。

功效 养阴润燥，润肺补虚，调和脾胃。

红枣蜂蜜茶

原料 去核红枣、蜂蜜各500克，清水适量。

做法 去核红枣洗净，加入适量清水装入汤锅，用旺火烧开，再转小火慢煮至红枣软烂，汤汁收干。将煮好的红枣放凉，加蜂蜜混合，在果汁机中打匀，装进干净的密封玻璃瓶，放入冰箱保存。用温开水冲开即食，可随量饮用。

功效 这是一款女性养颜茶，蜂蜜的润肠排毒，加上红枣的调和气血，使女性面容红润白皙。

蜂蜜核桃饮

原料 蜂蜜15克，核桃仁10克，草决明12克。

做法 将核桃仁、草决明加水煎熬，滤除药渣，取其液加蜂蜜调匀，每日饮用2次。

功效 补中润燥，止痛解毒。

山药 健脾补肺，固肾益精

简介 山药，又名薯蓣、蛇芋、野山豆、九黄姜、怀山药、野白薯、白药子。薯蓣科薯蓣的根茎。主产于河南、江西、广西等地。

性味归经

性平，味甘。归脾、肺、肾经。

功效主治

具有健脾补肺、益胃补肾、固肾益精、聪耳明目、助五脏、强筋骨、长志安神、延年益寿的功能。主治脾胃虚弱、倦怠无力、食欲不振、久泄久痢、肺气虚燥、痰喘咳嗽、肾气亏耗、腰膝酸软、下肢痿弱、消渴尿频、遗精早泄、带下白浊、皮肤赤肿、肥胖等症。

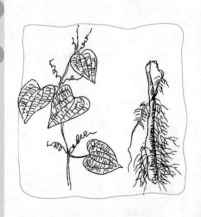

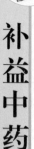

补益中药食养一本通

以皮薄、表皮光洁、无异常斑点者为佳。置于通风处保存。

10~30克，水煎服或入丸、散。单独食用，用量60~120克。

大便燥结者和有实邪者忌食。

妙方精选

痰气喘急：山药捣烂半碗，入甘蔗汁半碗，和匀，炖热饮之。

冻疮：山药适量，于新瓦上碾磨为泥，涂疮口上。

腹泻：山药20克，莲子、芡实、薏苡仁各10克，粳米100克。将所有药食材洗净，加水适量，煮成粥食用。

慢性前列腺炎：鲜山药50克，生地20克，南瓜子10克，金樱子5克，粳米100克。山药洗净去皮切为小块，南瓜子去皮捣碎，将所有药食材一起放入锅中，加水同煮成粥食用。

补益药膳

桂枣山药汤

原料 红枣12枚，山药300克，桂圆肉2大匙，砂糖半杯。

做法 红枣泡软，山药去皮、切丁，同放入清水中烧开，煮至熟软，放入桂圆肉及砂糖调匀，待桂圆肉煮至散开，即可。可单独服用，也可佐餐服用。

功效 山药补气，红枣、桂圆补血，二者合用，为女性补气补血、美容养颜的佳品。

山药蒸排骨

原料 山药20克，排骨500克，

精盐、姜各5克，料酒、葱、酱油各15克，味精3克，白糖10克。

做法 将山药放入温水中浸泡1夜，捞起，切成3厘米长、2厘米宽的薄片；姜切片，葱切段。排骨洗干净，剁成3厘米长的段，放入盆内，加入姜、葱、精盐、味精、酱油，抓匀，腌渍1小时。将山药放在蒸碗底部，然后将排骨放入碗中，除去葱、姜不用。将蒸笼用武火烧上大气，将蒸碗放入笼中，盖上盖，蒸50分钟，停火；用盘子扣住蒸碗，翻转过来即成。

功效 健脾补肺，固肾益精。适

用于脾虚泄泻、久痢、虚劳咳嗽、消渴、遗精、带下、小便频数、更年期综合征等症。

山药羊肉汤

原料 山药块 150 克，羊肉 1 斤，核桃仁 5 粒，姜拍碎 10 克，米酒 50 毫升，葱段 5 克，精盐、胡椒粉各适量。

做法 羊肉切块，放入沸水中汆一下；锅中加水六成满，加入汆好的羊肉，再加入核桃仁、米酒、葱、姜，以小火炖 30 分钟；放入山药，起锅前加精盐、胡椒粉调味。

功效 益气补血。

红枣 养脾气，平胃气

简介 红枣，又名干枣、美枣、良枣、红枣、干赤枣、胶枣、南枣、白蒲枣、半官枣、刺枣。为鼠李科植物枣的干燥、成熟果实。主产于河北、河南、山东、山西、陕西等地。

性味归经

性温，味甘。归脾、胃经。

功效主治

祛心腹邪气，安中，养脾气，平胃气，通九窍，助十二经，补少气、少津液、身体虚弱、大惊、四肢重，和百药。长期服食，能轻身延年。

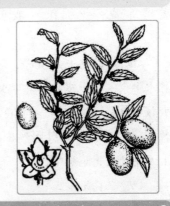

选购储存

以肉厚皮薄、味甜者为佳。贮于有盖容器内，置于通风干燥处，防蛀。

用药宜忌

10～30 克，水煎服或入丸、散。

红枣不能与葱同食，否则五脏不和。红枣不能与鱼同食，否则腰腹部作痛。助湿生热，令人中满，故湿盛脘腹胀满者慎用。

妙 方 精 选

伤寒热病：口干咽痛，取大枣 20 枚，乌梅 10 枚，捣烂，炼蜜为丸，含服。

反胃吐食：大枣 1 枚（去核），斑蝥 1 只（去头、翅），放入枣内，大枣煨熟后去斑蝥，空腹用白开水送服。

身体虚弱：大枣 30 枚，山药 30 克，黄芪、党参各 15 克，兔肉 200 克，加水适量，炖至兔肉熟烂即可。

补肝、益肾、健脑：桑葚 30 克，大枣（去核）50 克，加水适量，用文火煮烂，加红糖适量即可。

补 益 药 膳

红枣黄酒蒸鸡

原料 红枣 50 克，母鸡 1 只，黄酒 20 克，精盐 3 克，葱花 10 克，姜丝 5 克，丝棉纸（或玻璃纸）1 张。

做法 母鸡去杂洗净，斩块，在沸水中余一下，捞出；将鸡块排列在大汤碗内，加红枣、黄酒、精盐、葱、姜、清水，碗口用丝棉纸封好，上笼用旺火将鸡蒸酥。

功效 益气扶正。

大枣桂圆汤

原料 大枣 20 克，桂圆 15 克，红糖 30 克。

做法 大枣洗净去核，桂圆去皮、去核，将大枣与桂圆肉同放入锅内，加入大约 500 毫升清水。用大火烧沸，改用小火炖煮 35 分钟，加入红糖搅匀即可食用。可单独随量服用，也可佐餐服用。

功效 补气血，益脾胃。适用于贫血、神经衰弱、脾胃虚弱等症。

大枣木瓜花生羹

原料 大枣 5 枚，木瓜 750 克，花生 150 克，片糖 2/3 块。

做法 木瓜去皮、去核，切块。将木瓜、花生、大枣和 8 碗水放入煲内，放入片糖，待水沸后改用文火煲 2 小时即可食用。

功效 补中益气，养血安神。用于滋养全身细胞、延缓衰老。

白扁豆 和中化湿，消暑解毒

简介 白扁豆，又名茶豆、小刀豆、树豆。为豆科植物扁豆的干燥成熟种子。全国均有。种子成熟时采收，晒干炒黄入药。

性味归经

性平，味甘、淡。归脾、胃经。

功效主治

和中化湿，消暑解毒。用于暑湿霍乱、吐泻烦渴、带浊、解酒毒及河豚鱼毒等症。

选购储存

以干燥、个大粒实、饱满、色白者为佳。放容器内密封保存，注意防霉蛀。

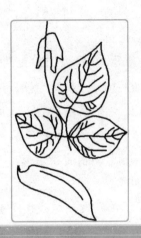

用药宜忌

煎服，10～30克。健脾止泻宜炒用；消暑解毒宜生用。

白扁豆内含毒性蛋白，生用有毒，加热后毒性大大减弱。故生用研末服宜慎。

妙方精选

脾胃虚弱：人参、砂仁各3克，白术、茯苓、白扁豆、薏苡仁各12克，山药、陈皮各10克，甘草6克，水煎服。每日1剂。

预防中暑：白扁豆、黄豆各30克，绿豆100克，加水适量，煮烂，取浓汁，加适量白糖即可。

赤白带下、久泄、暑泄、水肿：白扁豆50克，炒熟研末，用米汤送服，每日3次，每次6克。

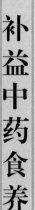

补益中药食养一本通

脱发：白扁豆150克，用水泡发后蒸熟，捣成泥状；将黑芝麻、核桃仁以2：1的比例，放入锅中炒香，研末。然后油炒白扁豆泥，至水分将尽时，放入白糖、黑芝麻、核桃仁，拌匀食用。

补益药膳

鸡油扁豆

原料 白扁豆150克，鸡油50克，料酒、味精、精盐、水淀粉、鸡汤各适量。

做法 择去白扁豆两边的老筋，洗净后用开水烫至半熟，捞出用凉水冲凉。然后将白扁豆下入油锅，略炒几下，下鸡汤、精盐和料酒，炖透后加味精，用水淀粉勾芡，再浇少许鸡油即成。

功效 此菜不仅色泽美，味香鲜嫩，更具有健脾化湿、和中消暑的功效。

山楂白扁豆

原料 白扁豆20克，山楂、韭菜各30克，红糖40克。

做法 先将白扁豆、山楂放入锅中煮熟，捞出；再将韭菜用开水烫熟，捞出。将以上食材放同一容器中调匀，加红糖调味食。

功效 适于冠心病患者常食。

玉竹白菜

原料 白扁豆、茯苓各6克，玉竹、山药各3克，大白菜450克，草虾仁100克，米酒、芡粉、糖、精盐各适量。

做法 药材稍冲洗，加水3杯以大火煮开，改小火煮至汤汁剩约1杯，去渣，药汤备用；大白菜洗净，切5厘米×3厘米之宽片；虾仁去肠泥洗净，沥干水分，入米酒、芡粉拌腌。锅热入油2大匙烧热，入虾仁炒至色变红即捞起，锅内续入油1大匙烧热，入大白菜炒匀，再入药汤、虾仁及调味料，煮至大白菜熟软后，再勾芡即可。

功效 清热解暑，止渴生津。尤其适用于骨质疏松症或钙质流失严重者。

三、阴虚

枸杞子 滋补肝肾，益精明目

简介 枸杞子，又名杞子、枸杞果、天精、地仙、血杞子、却老子、明眼草子、枸杞豆。为茄科植物枸杞的成熟果实。产于宁夏、甘肃、河北等地。

性味归经

性平，味甘。归肝、肾经。

功效主治

滋补肝肾，益精明目。用于虚劳精亏、腰膝酸痛、眩晕耳鸣、内热消渴、血虚萎黄、目昏不明等症。

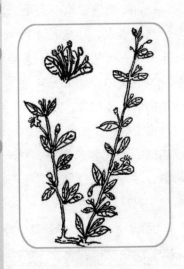

选购储存

以粒大、色红、肉厚、质柔润、粒少、味甜者为佳。有用同属植物的果实代本品者，称为"土枸杞"，其形略瘦小，无光泽，肉薄，子多，现在已较少用。贮于有盖容器中，置于通风干燥处，防潮、防蛀。

用药宜忌

5～10克，水煎服或入丸、散。

脾胃虚弱有寒痰或腹泻者忌服。《药论》云："（枸杞叶）与乳酪相恶。"故两者勿同用。

妙 方 精 选

头目眩晕：枸杞子30个，甘菊花12朵。沸水冲泡，代茶饮。

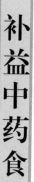

贫血：枸杞子 20 克，鸡蛋 2 个。加水煮，蛋熟去壳再煮，饮汤食蛋。

肝肾不足：枸杞子 100 克，龙眼肉 60 克。加白酒 500 克，密封放置 30 日后饮服，每次 10 毫升。

胃炎：枸杞子 500 克，焙干碾粉。每日 2 次，空腹用干粉 20 克。

补益药膳

枸杞炒鹌鹑

原料 鹌鹑 2 只，枸杞子 20 克，萝卜 200 克，姜 5 克，葱、料酒、醋各 10 克，精盐、鸡精各 3 克，植物油 35 克。

做法 鹌鹑宰杀，去毛、内脏及爪，洗净血水，切成长 4 厘米、宽 2 厘米的块；枸杞子洗净，去果柄、杂质；萝卜洗净，切成长 4 厘米、宽 2 厘米的块；姜切片，葱切段。将炒锅置武火上烧热，加入植物油，烧至六成热时，下入姜葱爆香，加入鹌鹑、料酒，炒变色，下入萝卜、枸杞子、精盐、鸡精，炒熟即成。

功效 补肾气，壮腰膝，降血糖。

枸杞子猪肝瘦肉汤

原料 猪肝、瘦猪肉各 250 克，枸杞子（连梗）700 克；酱油、料酒、精盐各适量。

做法 猪肝洗净，切片；瘦猪肉洗净，切片，用酱油、料酒、精盐腌渍 10 分钟；枸杞子洗净，择叶，枸杞子梗折断。将枸杞子梗放入锅内，加适量清水，小火煲至枸杞子梗出味后捞出不用，然后放入枸杞子叶煮沸，再放入猪肝、瘦猪肉共煮至熟，调味即可。吃肉喝汤，单独或佐餐食用。

功效 本汤具养肝明目之功效，是调养肝阴、清泄肝热的家常饮品。适用于肝阴不足所致的视物不清、风热目赤、眼涩流泪、视力减退等症。

枸杞桂圆蛋糖水

原料 枸杞子 15 克，桂圆肉 10 克，鸡蛋 2 个，冰糖适量。

做法 先将枸杞子、桂圆肉和鸡蛋一起加水煮，待蛋熟后去壳，再加入 30 克冰糖，稍煮片刻食用。适用于身体虚弱进补者。

功效 补肝肾，益气血。

补益中药食养一本通

沙参 清肺养阴，除热止咳

简介 沙参，又名白沙参、苦心、泡参、桔参、泡沙参、山沙参。本品为桔梗科植物轮叶沙参或沙参的干燥根。全国大部分地区均出产。

性味归经

性微寒，味甘。归肺、胃经。

功效主治

清肺养阴，除热止咳。用于肺虚久咳、咳痰不顺、肺热咳嗽、咯血咳血等症。

选购储存

以根粗大、饱满、无外皮、色黄白者为佳。装入木箱内用纸垫包装，怕压，易虫蛀，密盖放干燥处。虫蛀可用硫黄熏。

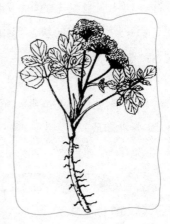

用药宜忌

干品 10～15 克；鲜品 15～30 克。水煎服或入丸、散。

因南沙参性微寒，故风寒感冒咳嗽、寒痰咳嗽以及脾胃虚寒者应慎用本品。不宜与防己、藜芦同用。

妙方精选

虚火牙痛：沙参根 15～62 克，煮鸡蛋服。

赤白带下：适量米酒、沙参末调服。

潮热盗汗：沙参 15 克，知母 9 克，鳖甲 6 克。水煎服。

胃痛：沙参、麦冬各 15 克，石斛 12 克。水煎服。

補益中药食养一本通

北沙参炖兔肉

原料 北沙参 20 克，兔肉 50 克，胡萝卜 100 克，料酒 10 克，精盐 5 克，葱 10 克，姜 5 克。

做法 把北沙参润透切片；兔肉洗净，切 4 厘米见方的块；胡萝卜洗净，切 4 厘米见方的块；姜拍松，葱切段。把北沙参、兔肉、姜、葱、料酒、精盐放入炖锅内，加水 800 毫升。把炖锅置武火上烧沸，再用文火炖 30 分钟即成。

功效 益胃生津，润肺补血。

南沙参烧草鱼

原料 南沙参 30 克，草鱼 1 条，料酒、姜、葱各 10 克，精盐 4 克，味精、白糖各 3 克，鲜汤 300 克，素油 50 克。

做法 南沙参泡 1 夜，切 3 厘米长的段；鱼宰杀后去鳞杂；姜切片，葱切段。鱼放入六成热的油锅，炸 3 分钟，沥干油，备用。将炒锅置武火上烧热，下姜、葱爆香，再下草鱼、料酒、南沙参、精盐、味精、白糖、鲜汤，烧熟即成。佐餐食用。

功效 清肺化痰，平肝和胃，补气补血。适用于痰火咳嗽、喘逆、头晕、呕吐、目赤、白带、疔毒疮病、气血两亏等症。

南沙参玉竹莲子汤

原料 南沙参 50 克，玉竹、莲子、百合各 25 克，鸡蛋 1 个。

做法 将南沙参、玉竹、莲子、百合分别洗净，同鸡蛋连壳一起下锅，同炖半小时。取出鸡蛋除壳，再放回锅中一同炖至药物软烂。食鸡蛋饮汤。每日 1 剂，10 天为 1 个疗程。

功效 润肺养阴，健脾和胃。适用于气虚久咳、肺燥干咳、痰少不利、咳嗽声低、体弱少食、口干口渴等症。

沙参麦冬酒

原料 沙参、麦冬各 20 克，西洋参 30 克，黄酒 800 毫升。

做法 先将药物研磨成粗末，放入装有黄酒的容器中，再把药酒放置于火上，用文火煮沸，取下后密封浸泡。每日摇晃 1 次，7 日后即可启封。每日早、晚各温饮 1 小杯（约 15 毫升）。

功效 润肺养阴，补气补血。

補益中药食养一本通

石斛 养胃生津，滋阴除热

简介 石斛，又名林兰、吊兰、禁生、杜兰、金钗、黄草、石斗、川斛、金石斛。本品为兰科植物环草石斛、马鞭石斛、黄草石斛、铁皮石斛或金钗石斛的新鲜或干燥茎。主产于四川、贵州、云南、安徽等地。

性味归经

性微寒，味甘。归胃、肾经。

功效主治

养胃生津，滋阴除热。用于热病伤津、阴虚内热、病后津枯虚热、烦渴、舌绛少津等症。

选购储存

以条匀、干燥、色金黄、有光泽、质致密柔韧者为佳。置于阴凉、干燥处保存，注意防潮、防霉、防尘。鲜品种植在沙盆或小石块盆内，保持湿润，放阴湿处，防冻。

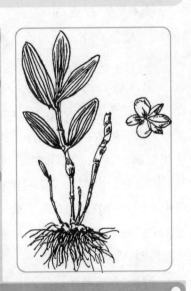

用药宜忌

干品6~15克；鲜品15~30克。水煎服或入丸、散。

脾虚湿困、湿热内蕴、痰多者不宜服用本品，否则会助长湿邪，出现食欲差、泛清涎，脘腹痞闷、口淡、乏力等不适症状。湿温病未化燥者、温热病早期阴未伤者、脾胃虚寒者也忌服本品。

妙方精选

热病伤津、舌苔变黑：鲜石斛、连翘（去心）各9克，天花粉6克，麦冬（去心）、鲜生地12克，参叶2.4克，水煎服。

心中烦闷、怔忡惊悸、双脚无力：石斛3克，玄参6克，水煎服。

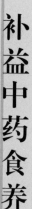

肺热干咳：鲜石斛、枇杷叶、栝楼皮各 9 克，生甘草、桔梗各 3 克，水煎服。

阴虚盗汗：石斛 10 克，先水煎，再加山茱萸、五味子各 10 克，水煎服，每日 1 剂，分为 2 次服用。

补益药膳

石斛花生

原料 鲜石斛 50 克，花生米 500 克，精盐 6 克，大茴香 3 克，山柰 3 克。

做法 鲜石斛用清水洗净，淘去泥沙，切成约 1 厘米长的节子；花生米拣去霉烂颗粒，用水洗净，沥干水待用。锅内注入适量清水，放入精盐、大茴香、山柰，待盐溶化后，把花生米倒入锅中，置武火上烧沸，再转文火煮约 1.5 小时，待花生米入口成粉质时，即成。

功效 养阴润燥，清热生津。适合肺胃阴虚、口干津少、舌上无苔、咳嗽痰少、肠燥便秘、乳汁清稀的患者食用。

石斛瘦肉汤

原料 石斛、白芍各 12 克，猪瘦肉 250 克，大枣（去核）4 枚。

做法 猪瘦肉洗净，切块；石斛、白芍洗净。共放入锅，加水适量，先用武火煮沸，再用文火煮 1 ~ 2 小时，调味即可食用。

功效 养阴益胃。适用于慢性胃炎、胃溃疡属阴亏有热者。

石斛生鱼汤

原料 瘦猪肉 160 克，黑鱼 400 克，玉竹 40 克，山药（干）20 克，石斛 12 克，精盐 4 克，陈皮、姜、油各适量。

做法 黑鱼去鱼鳞、去鳃，用水冲洗，抹干。用姜下油锅煎至微黄。山药、玉竹、石斛用水洗净，山药、玉竹切片。瘦猪肉和陈皮用水洗净，加水于瓦煲内，煲至水滚，放入其余全部材料，候水滚起，用中火煲 3 小时。入精盐调味，即可饮食。

功效 健脾开胃，生津解渴。适用于肝硬化病患者。感冒初起者，不宜饮用。

女贞子 滋补肝肾，清退虚热

简介 女贞子，又名冬青子、女贞实、白蜡树子。为木犀科植物女贞的干燥成熟果实。

性味归经

性凉，味甘、苦。归肝、肾经。

功效主治

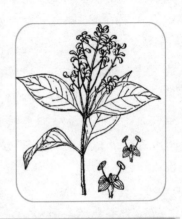

滋补肝肾：用于肝肾阴虚、腰酸腿软、头晕目眩、须发早白以及阴虚阳亢、耳鸣、头痛、烦躁不眠；清退虚热：用于肝肾阴虚发热；明目：用于肝肾阴虚之视力减退、目暗不明。

选购储存

以核果长椭圆形、微弯曲、熟时紫蓝色、带有白粉者为佳。置于阴凉、干燥处保存，注意防潮、防蛀。

用药宜忌

煎汤内服，6~15克；或入丸、散。

脾胃虚寒、阳虚气弱、大便溏泄者均不宜服用。

妙方精选

老年性白内障：女贞子、青葙子、草决明各30克。水煎服，每日1剂。

补益肝肾、抗衰去斑：干女贞子200克，低度白酒500毫升。将女贞子洗净，放入白酒中，加盖密封，每天振摇1次，1周后开始服用。每日1~2次，每次1小盅。

补益中药食养 一本通

脱发：女贞子 30～50 克，熟地 30 克，水煎服，每日 1 剂，连服 5 剂，再加猪骶骨 250～500 克，炖服，3 日 1 次，3 次为 1 个疗程。

补益药膳

女贞子莲草糕

原料 女贞子 20 克，桑葚、旱莲草各 30 克，面粉 200 克，白糖 300 克，鸡蛋 10 个，酵母、碱水各适量。

做法 将女贞子、桑葚、旱莲草放入锅中加水煎约 20 分钟取汁，面粉、酵母、鸡蛋液、白糖与药汁拌匀揉成面团，待发酵后加入碱水揉好，做成蛋糕，上蒸笼蒸约 15 分钟至熟即可当做点心吃。

功效 滋补肝肾。

女贞子枸杞汤

原料 甲鱼 1 只，枸杞子 30 克，山药 45 克，女贞子 15 克，精盐、料酒各适量。

做法 甲鱼宰杀，洗净切块；女贞子用纱布包好；山药切片。以上三味药食材同枸杞子共入锅中炖烂，拣去药包调味即可食用。

功效 补肝肾，丰肌。

女贞子枣茶

原料 茶叶 60 克，女贞子、干枣各 10 克。

做法 先把上述药材烘干，然后将其粉碎制成颗粒。取适量的颗粒放入杯中，以清水冲泡饮用即成。

功效 益寿健体，明目。适宜于眼目昏糊、阴虚便秘等症患者食用。

黑芝麻 补肝益肾，润肠通乳

简介 黑芝麻，又名胡麻、巨胜、小胡麻。为胡麻科植物胡麻的干燥成熟种子，产于山东、河南、江苏等地。

性味归经

性平，味甘。归肝、肾、大肠经。

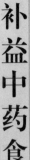

补益中药食养

一本通

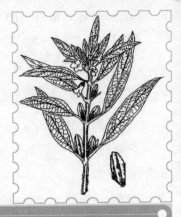

功效主治

补肝益肾，润肠通乳，养发乌发。适用于肝肾亏虚引起的头晕眼花、须发早白以及血虚精亏引起的女性乳少、便秘等症。外敷用于疮疡痛痒及诸虫咬伤等。

选购储存

以个大、色黑、饱满、无杂质者为佳。置通风干燥处，防蛀。

用药宜忌

煎服，9～15克。

慢性肠炎、便溏腹泻者忌用。阳痿、遗精、带下者禁食。

妙 方 精 选

须发早白，脱发：黑芝麻10克，黑木耳5克，红糖30克。黑木耳用温水泡发，去蒂，撕瓣，黑芝麻炒香。将黑木耳、黑芝麻放入铝锅内，加水适量，用文火煎1小时，滗出汁液；再加水煎，合并2次煎液，放入红糖拌匀即成。

皮肤干燥综合征：黑芝麻40克，龙眼肉100克，桑葚50克，玉竹30克，用水浸泡1小时，煎30分钟，共煎3次，将3次药液混合，浓缩成膏，再加入蜂蜜等量，稍煮即可，每次1匙，用开水冲服。

老年人便秘：黑芝麻50克，核桃仁30克，捣碎，研末，早、晚各1匙，用开水送服。

养心补肾、凉血生津、养发护发：葛根500克，五味子250克，水煎2次，过滤留汁，将药汁与黑芝麻（炒熟）500克、蜂蜜500克隔水蒸2小时，候冷，装瓶备用。每次1匙，每日3次，用开水冲服。

补 益 药 膳

黑芝麻山药羹

原料 黑芝麻、山药各50克，白糖10克。

做法 将黑芝麻去杂质，炒香，研成细粉；山药烘干，打成细粉；将黑芝麻粉与山药粉混匀。在锅内加水300毫升，置武火上烧沸，将黑芝麻和山药粉徐徐加入锅内，同时放入白糖，不断搅拌，煮3~5分钟即成。

功效 补肝肾，养心脾，降血压。

黑芝麻汤

原料 黑芝麻20克。

做法 水煎30分钟，取汁，一日内分2次温服。

功效 主治肝肾亏虚引起的眩晕虚弱、肠燥便秘、产妇乳少、须发早白等症。

黑芝麻米糊

原料 黑芝麻、桑葚各60克，粳米30克，白糖10克。

做法 将粳米、黑芝麻、桑葚分别洗净，一同放入石钵中捣烂；砂锅中加3碗清水，煮沸后放入白糖，再将捣烂的黑芝麻米浆缓缓调入，煮成糊状即可。

功效 补肝肾，润五脏，清虚火，祛风湿。

黄精 补脾益精，润肺生津

简介 黄精，又名黄姜、老虎姜、鸡头参、节节高。本品为百合科植物黄精或多花黄精、滇黄精的干燥根茎。按形状不同，习称"鸡头黄精"、"姜形黄精"、"大黄精"。全国各地均出产。

性味归经

性平，味甘。归肺、脾、肾经。

功效主治

补脾，益精，润肺，生津。用于脾胃虚弱、肺虚咳嗽、精血不足、消渴等症。

选购储存

以个大肥厚、体重质坚而柔软者为佳。置于通风、干燥处保存，注意防潮、防蛀。

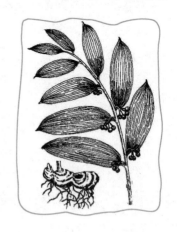

用药宜忌

干品 10~20 克；鲜品 30~60 克。水煎服或入丸、散。

黄精质润滋腻，易助湿邪，因此，脾失健运、口淡泛涎、胃口欠佳、素体湿盛、痰多者不宜服用，否则会加重湿象。

妙 方 精 选

糖尿病：黄精、山药各 15 克，知母、玉竹、麦冬各 12 克，水煎服。

贫血：黄精、党参各 30 克，炙甘草 10 克，水煎炖服，每日 1 剂。

消渴：黄精、山药、天花粉、生地黄各 15 克。水煎服。

慢性肝炎：丹参 30 克，黄精、糯稻根须各 25 克，一起以适量水煎后服用。

补 益 药 膳

黄精蜂蜜茶

原料 黄精、蜂蜜各 30 克。

做法 先将黄精放入药锅中煎煮半小时，取药液冲化蜂蜜，搅拌均匀后即可饮用。

功效 润心肺，补虚损。

黄精炖白鸽

原料 黄精 50 克，枸杞子 50 克，白鸽 1 只，精盐、料酒、味精各适量。

做法 将白鸽去毛、去内脏，洗净，与枸杞子、黄精共置砂锅中。用大火煮沸后，撇去浮沫，改小火煨 60 分钟。加料酒、精盐、味精，再煮片刻，起锅，趁热吃鸽肉、喝汤。

功效 补肝肾，益精。适用于性冷淡等肝肾不足者食用。

黄精山楂饮

原料 黄精 10 克，薏苡仁、山楂各 50 克，冰糖适量。

做法 山楂洗净，去核；黄精洗净、切片，放入锅中，加水煎煮 30 分钟后去渣取汁；薏苡仁淘净，放入锅内。加入黄精汁液与适量清水，至薏苡仁八成熟时，放入山楂，煎煮 20 分钟，放入冰糖，稍煮，待冰糖溶化即可。每日 2 次，可常饮。

功效 补虚损，润心肺，补脾胃，强筋骨，活血脉。尤其适宜于心绞痛、冠心病、体虚患者的辅助治疗。

银耳 养胃生津，滋阴润肺

简介 银耳，又名白木耳。为银耳科植物银耳的干燥子实体。主产于南方。寄生于朽木之上，现多有栽培。

性味归经

性平，味甘、淡。归肺、胃、肾经。

功效主治

养胃生津，滋阴润肺，强精补肾，止嗽益胃。主治虚劳咳嗽、痰中带血、五心烦热、虚热口渴等症。

选购储存

以干燥、色白、肉肥厚、数朵成圆形、有光泽、无杂质、无耳脚者为佳。密闭，放阴凉干燥处，做好防霉、防蛀措施。

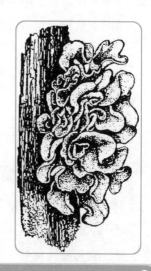

用药宜忌

3～9克，煎服。

风寒咳嗽者及湿热酿痰致咳者禁用。

妙方精选

血症：银耳3～6克，用温水浸1小时，再加热炖成糊状，加适量冰糖服用。

支气管炎：银耳适量，制成糖浆剂服用。

气阴双补、益于心脾：莲子肉30克，银耳20克。用水400毫升文火煮烂，放冰糖少许。每日清晨食之，食后稍事活动。

补益药膳

银耳鸽蛋甜汤

原料 银耳 50 克，鸽蛋 20 个，冰糖 250 克。

做法 先将银耳用温水泡发，去根蒂，水煎煮成银耳羹。取 20 个酒盅，在盅里抹上猪油，将鸽蛋打入每盅一个，上笼蒸熟。将鸽蛋起出放入清水中漂起，捞出投入含冰糖的银耳羹中煮沸，出锅晾温。喝汤吃银耳及鸽蛋。

功效 适用于治疗阴虚肺燥之干咳、久咳、肠燥便秘等症。

燕窝银耳羹

原料 燕窝 10 克，银耳 20 克，冰糖适量。

做法 将燕窝用清水冲一遍，然后用热水浸泡 3～4 小时。再将浸泡好的燕窝择去毛绒，放入热水中泡 1 小时备用。最后把银耳用清水浸泡 1 小时，用瓷罐或盖碗盛入燕窝、银耳、冰糖，隔水炖熟后服食。

功效 适用于支气管炎、肺心病、高血压以及冠心病患者食用。

鲜奶银耳乌鸡汤

原料 银耳 19 克，乌鸡 1 只，猪瘦肉 225 克，百合 38 克，鲜奶 1 杯，姜片、精盐各适量。

做法 银耳用水浸泡 20 分钟，清洗干净；百合洗净；乌鸡宰杀后去毛、去内脏，烫后再冲洗干净；猪瘦肉洗净。烧滚水适量，下乌鸡、猪瘦肉、银耳、百合和姜片，水开后改小火煮 2 小时，倒入鲜奶拌匀，继续煮 5 分钟，下精盐调味即成。

功效 补血填精，强壮筋骨，防治骨质疏松。

玉竹 滋阴润肺，养胃生津

简介 玉竹，又名葳蕤、女菱、萎参、玉术、葳香、山玉竹、竹节黄、山姜、尾参。本品为百合科植物玉竹的干燥根茎。我国大部分地区出产。

性味归经

性平，味甘。归肺、胃经。

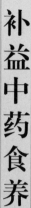

补益中药食养一本通

功效主治

滋阴润肺：用于阴虚肺燥、干咳少痰、阴虚劳咳等，或阴虚外感风热而发热咳嗽、咽痛口渴；养胃生津：用于热伤胃阴、舌干食少等。

选购储存

以条长、肉肥、黄白色、光泽柔润、嚼之略黏者为佳。置于通风、干燥处保存，注意防蛀、防霉。

用药宜忌

入煎剂，9～15 克；如单用或用于强心，则可用至 30 克。

脾胃虚弱、痰湿内蕴、中寒便溏者，均不宜服用。

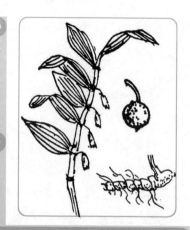

妙方精选

目赤涩痛：葳蕤、赤芍、当归、黄连各等份，煎汤熏洗。

发热口干、小便涩：用葳蕤 250 克，煎水服。

惊痫后虚肿：用葳蕤、葵子、龙胆、茯苓、前胡各等份，研为末。水煎服。

皮肤黄褐斑：玉竹、菊花、僵蚕、蚕蛹、薄荷各适量，配伍，水煎服。

补益药膳

玉竹龙眼炒猪心

原料 龙眼肉、玉竹各 20 克，猪心、莴笋各 250 克，火腿肉 50 克，料酒 10 克，姜 5 克，葱 10 克，精盐 5 克，植物油 25 克。

做法 龙眼肉、玉竹分别洗净；猪心洗净，切薄片；莴笋去皮，洗净，切薄片；火腿肉切薄片；姜切片，葱切段。砂锅内放入玉竹，加适量水，小火煮 1 小时，去渣取液。炒锅放植物油烧至六成热，加入姜片、葱段爆香，下入猪心片、料酒炒至变色，加入玉竹药液、龙眼肉、火腿肉、莴笋、精盐，炒熟即可。

功效 养阴润燥，益智健脑，延缓大脑松果体钙化。

玉竹猪心

原料 王竹 50 克，猪心 100 克。

葱、花椒各适量。

做法 玉竹洗净切成节，用水煎熬 2 次，滤取药汁约 1500 毫升；猪心剖开，洗净血水。将猪心与药液、葱、花椒一起放入锅内，煮熟捞起，并捞掉浮沫。每日 2 次，佐餐食用。

功效 滋阴养血，宁心安神。主治风湿性心脏病有阴血不足、心律不齐等症。

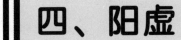

玉竹烧豆腐

原料 玉竹 50 克，油豆腐 10 个，竹笋 20 克，瘦猪肉 40 克，水发香菇 8 个，芹菜心 20 克，发菜 10 克，绍兴酒、精盐、胡椒粉、鸡汤、酱油各适量。

做法 将玉竹洗净，放入锅中煎煮 30 分钟，取汁；瘦猪肉洗净剁碎；竹笋洗净煮熟，与香菇、芹菜心剁碎。油豆腐切成方块，挖空，把竹笋、香菇、芹菜心、猪肉放上调料拌好作馅，装进豆腐里，用发菜扎紧备用。在锅中加入鸡汤、玉竹汁，把扎紧的油豆腐放入锅中烧开，下酱油、味精等调料，用小火慢烧，直至汤汁收浓后起锅食用。

功效 此方养阴润燥、生津止渴。适宜慢性咽喉炎、肺结核、久咳痰少、气喘乏力等症患者。

四、阳虚

冬虫夏草 补肾益肺，止血清肺

简介 冬虫夏草，又名冬虫草、夏草冬虫、虫草。麦角菌科真菌冬虫夏草寄生在蝙蝠蛾科昆虫幼虫上的子座及幼虫尸体的复合体。产于四川、云南、甘肃、青海、西藏等地。

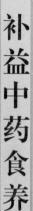

补益中药食养 一本通

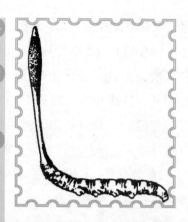

性味归经

性温，味甘。归肾、肺经。

功效主治

补肾益肺，化痰止咳，止血清肺。主治阳痿、遗精、腰膝酸痛、咳喘、呕血等症。

选购储存

以虫体完整、色泽黄亮、肥大丰满、肉色白、子座粗短者为佳。置于干燥、低温处保存，注意防潮、防蛀、防压。

用药宜忌

5～10克，水煎服或入丸、散。

有表证肺热咯血者忌服。

妙方精选

体虚型咳嗽：冬虫夏草3克，仙鹤草15克，百合20克。用清水煎煮服用，每日1次。

肾虚腰痛：冬虫夏草30克，枸杞子30克，黄酒1000毫升，浸泡1星期，每次1小盅，每日服2次。

阳痿遗精：冬虫夏草50克，白酒500毫升。浸泡30天后饮用，每次15～30毫升，每日2次。

性功能低下：将冬虫夏草装胶囊服，每次1克，每日3次，连用40天。

免疫功能偏低：冬虫夏草4～6克，水煎服。

补益药膳

虫草汽锅鸡

原料 鸡肉150克，冬虫夏草2.5克。葱、姜、胡椒粉各适量。

做法 鸡肉斩成块；在一锅水内放入葱、姜、胡椒粉，用大火煮沸，然后放入鸡肉汆烫，沥去水后放入汽锅内。冬虫夏草用清水漂洗，分散摆在鸡肉上面，再加少量葱、姜和清水到汽锅中，盖好汽锅盖再放入蒸笼中，用中火蒸约1小时。

功效 益气养血，双补肺肾。主治肺结核有肺肾两虚证、咳嗽咯血、神疲气短、腰酸腿软等症。

冬虫夏草酒

原料 冬虫夏草 30 克，白酒 500 克。

做法 将冬虫夏草碾碎，装入瓶中；再倒入白酒，密封后置于阴凉干燥处；1 个月后开启，滤渣，即可饮用。每日 3 次，每次 10～20 克，空腹服用。

功效 本方有补肺益肾、增强气力、止咳化痰、平喘的功效。可治虚劳羸瘦、病后体弱、神疲乏力、自汗盗汗、阳痿遗精、腰膝酸软、痰饮喘

嗽等症。

冬虫夏草烩番茄

原料 豌豆、冬虫夏草各 30 克，番茄 1 个，辣椒少许，蔬菜调味粉 5 克。

做法 豌豆、番茄、辣椒均洗净；番茄去皮、取其果肉。将豌豆、冬虫夏草汆烫后捞起备用。锅中放入适量清水，再放入汆烫后的豌豆、冬虫夏草与番茄果肉，并放入辣椒，用小火煮沸；最后，加入蔬菜调味粉即可。

功效 本菜多吃能提高免疫力。

杜仲　补中益肾，强筋骨

简介 杜仲，又名汉杜仲、厚杜仲、绵杜仲、思仙、木绵、思仲、石思仙、玉丝皮、乱银丝、鬼仙木、丝连皮、丝楝树皮等。杜仲科植物杜仲的干燥树皮。主产于四川、云南、贵州、湖北等地，现以贵州、四川所产最佳。

性味归经

性温，味甘、微辛。归肝、肾经。

功效主治

补肝肾，强筋骨，安胎。用于腰膝酸痛、筋骨痿软、足膝软弱、孕妇腰重、胎动流产等症。

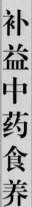

以皮厚而大、糙皮刮净、外面黄棕色、内面黑褐色而光、折断时白丝多者为佳；皮薄、断面丝少或皮厚带粗皮者质次。置于通风干燥处保存。

用药宜忌

煎汤，6~15克，炒用疗效尤甚。

阴虚火旺者慎服。

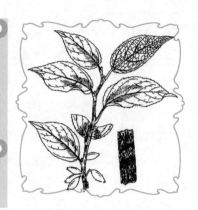

妙方精选

肾虚腰痛：核桃仁、黑豆各60克，杜仲9克。水煎服。

腰酸腿痛：杜仲、牛膝各12克，补骨脂、红花各9克，鸡血藤15克。水煎服。或研成粗末，用白酒500克，浸泡7天，每服15毫升，每日2次。

遗精：杜仲15克，猪腰子1~2个。炖服。

病后虚汗及自流汗：杜仲、牡蛎各等份，研为末，临睡时用水送服5小匙。坚持服用效果好。

筋脉挛急、腰膝无力：杜仲15克，川芎6克，炙附子3克。水煎，每日1剂。

补益药膳

杜仲羊肾汤

原料 羊肾1对，黑豆50克，杜仲15克，菖蒲10克。

做法 剖开洗净的羊肾，用开水浸泡3分钟；黑豆、杜仲、菖蒲共煮30分钟，然后加入羊肾，文火炖熟即可。喝汤吃肉，分2次服。

功效 补肾，填精，开窍。用于肾精亏虚所致的耳鸣、耳聋等症。

杜仲烤猪腰

原料 杜仲15克，猪腰4个。

做法 将杜仲切成小块；用竹片将猪腰破成钱包形状；然后把切好的杜仲片装入猪腰内，用湿草纸包裹猪腰。将包好的猪腰，放入柴灰火中慢慢烧烤，烧熟后取出，除去草纸即成。

功效 壮腰壮肾，适用于肾虚腰

痛及患肾炎、肾盂肾炎后所出现的腰部酸痛症。

杜仲牛骨汤

原料 牛骨 500 克，杜仲 30 克，骨碎补、大葱各 15 克，姜 10 克，精盐 5 克，五香粉 1 克，香油 2 克，料酒 10 克。

做法 将杜仲、骨碎补洗净，烘干，碾碎，装入纱布袋中，扎紧袋口，备用。再将新鲜牛骨洗净，砸碎，与药袋同放入砂锅，加水适量，大火煮沸。最后调入料酒，改用小火煨 1.5 小时，取出药袋，加葱花、姜末、精盐、五香粉，再煨至沸，淋入香油即成。

功效 此方特别适合肾阳虚型骨质疏松症患者服用。

蛤蚧 益肾补肺，定喘止嗽

简介 蛤蚧，又名仙蟾、蛤蚧尾。为壁虎科动物蛤蚧除去内脏的干燥体。

性味归经

性平，味甘。归肺、肾经。

功效主治

益肾补肺，定喘止嗽。主治肺肾两虚、气喘咳嗽、虚劳咳嗽、咯血、肾虚阳痿、遗精、小便频数。

选购储存

以体大、尾粗而长、无虫蛀者为佳。可与花椒或樟脑共存于石灰缸内，注意防虫蛀、防压。

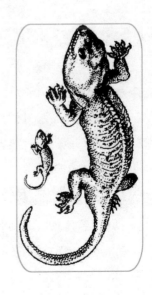

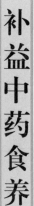

補益中藥食養一本通

常用量6~9克，大剂量20克。

蛤蚧偏温，长于补肾养肺定喘，是肺肾虚喘之要药、温肾壮阳之佳品，若咳喘属外邪热者忌服。

妙方精选

久咳肺痨：蛤蚧焙干10克，党参、麦冬、百合、山药各30克。上述药材碾为末，炼蜜为丸，每次服3克，温开水送服，每日2次。

肺虚咳喘：蛤蚧1对连尾，涂蜂蜜、黄酒，烤脆，加等量人参一起碾为末，炼蜜为丸，每次服3克，每日2次。

阳痿：蛤蚧1对，鹿鞭1个，黄酒浸泡2个月后服用。每次服10克，每天1次。

小便频数：蛤蚧1对，人参30克，鹿茸6克，肉苁蓉30克，桑螵蛸20克，龟板20克，白酒1000毫升。上述药材放入白酒中浸泡30日后服用，每次30毫升，每日2次。

补益药膳

蛤蚧人参糯米粥

原料 糯米100克，蛤蚧粉2克，人参粉3克。

做法 糯米加水煮粥，再加入蛤蚧粉、人参粉搅匀，趁热食用。

功效 益气强体。

蛤蚧煮羊肺汤

原料 蛤蚧粉、羊肺各7克，绍酒8克，姜末10克，花椒10粒，味精1克，精盐2克。

做法 先将羊肺反复清洗干净，沸水煮30分钟后用清水冲洗干净，切成片，备用；蛤蚧去掉眼睛，洗净，烘干，研成粉末，备用。锅中加入适量水，放入羊肺，烧开后，撇净浮沫，入绍酒、花椒、姜末、蛤蚧粉，炖至羊肺熟透，点入精盐、味精，调好口味，即可食用。

功效 补肺肾，壮阳。适用于肺肾阳虚引起的咳喘者。

人参蛤蚧饼

原料 人参25克，蜜蜡100克，蛤蚧1对，糯米、黄酒、蜂蜜各适量。

做法 将蛤蚧用黄酒和蜜蜡炙熟，低温烘干，冷后与人参共碾细末；将蜂蜡熔化，用纱布滤去杂质，和药粉做成25个药饼。每次服药时用糯米为粥1碗，药饼1个，嚼细服下，早、晚各服1次。

功效 补肺气，益脾肾。

肉苁蓉 养肾补阳，益精润肠

简介 肉苁蓉，又名甜苁蓉、咸苁蓉、甜大芸、盐大芸、苁蓉、淡大芸。为列当科植物肉苁蓉的干燥带鳞片的肉质茎，常生于荒漠沙丘上，多于春季刚出土时采挖。产于内蒙古、华北、西北等地。

性味归经
性温，味甘、咸。归肾、大肠经。

功效主治
可治男子阳痿及女子不孕、带下、血崩、腰膝冷痛、血枯便秘，故男子遗精、早泄、精子稀少，女子月经不调均可用肉苁蓉调理。对高血压也有帮助。

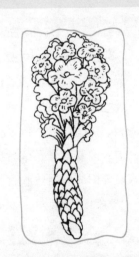

选购储存
以条粗壮、色棕褐、质柔润者为佳。置通风干燥处，防蛀。

用药宜忌
水煎服，每次10~15克；或入丸、散。

遗精患者忌用；胃肠实热、大便干结以及胃弱便溏者忌用；阳强易举者忌用；服用期间忌饮茶。

妙方精选

补肾降火、润肠通便：肉苁蓉15克，火麻仁12克，炒枳壳9克，升麻3克，栝楼仁15克，郁李仁6克，怀牛膝12克。水煎，早、晚分2次温服，每

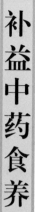

日1剂。

温补肾阳：肉苁蓉、锁阳各500克，水煎浓汁，过滤留汁，加入蜂蜜250克，熬膏，装入瓷罐中备用。每次4匙，每日2次，饭前用温水送服。

肾虚遗精、滑泄、小便频数：肉苁蓉、桑螵蛸、芡实各15克，莲子18克，黑芝麻30克，共捣为粉末，过筛，炼蜜为丸如梧子大。每次9克，每日2次，用开水送服。

肾虚腰痛腿软：肉苁蓉、牛膝、狗脊、续断、桑寄生各10克。水煎服。每日1剂。

阳痿：酒炒肉苁蓉、鹿角霜各15克，制附子6克，每日1剂，水煎，分3～4次服，连用7日。

补益药膳

肉苁蓉焖羊肉

原料 肉苁蓉30克，羊肉250克，葱、姜、食用油各适量。

做法 肉苁蓉加水煎煮，煮烂后去渣留汁。羊肉切片入食用油锅炒熟，加入肉苁蓉汁稍焖片刻，再加适量葱、姜即成。温热服食。

功效 温肾助阳。

肉苁蓉煲石斑鱼

原料 肉苁蓉10克，石斑鱼200克，蛤蜊肉30克，豆腐50克，粉丝20克，小白菜150克，料酒、姜、葱、精盐、食用油、高汤、味精各适量。

做法 石斑鱼剖洗干净，切薄片；蛤蜊肉洗净，切薄片；小白菜洗净，切丝；豆腐切成块，粉丝洗净，姜切片，大葱切段。炒锅大火烧热，放食用油，下葱、姜爆香，放入高汤、石斑鱼、蛤蜊肉、肉苁蓉、豆腐、粉丝、料酒，大火烧沸，小火煲25分钟，加入精盐、味精、小白菜丝即成。

功效 补肾益精，润肠通便。

肉苁蓉炖狗肉

原料 肉苁蓉片20克，狗肉200克。

做法 将狗肉洗净切为小块，放入砂锅内，加入肉苁蓉和水适量，炖煮1～2小时，食肉喝汤。适用于中老年人久病体质虚弱。

功效 补肾助阳。

补益中药食养一本通

海马 温肾壮阳，散结消肿

简介 海马，又名水马、马头鱼。为海龙科动物线纹海马、刺海马、大海马、三斑海马的干燥体。产于我国南方各地。

性味归经

性温，味甘、咸。归肝、肾经。

功效主治

温肾壮阳，散结消肿。用于阳痿、遗尿、肾虚作喘、症瘕积聚、跌扑损伤等症；外用治痈肿疔疮等症。

选购储存

以个大、头尾齐全、坚实、色黄白或灰棕者为佳。密封，置于阴凉、干燥、通风处保存，注意防潮、防蛀。

用药宜忌

水煎服，每次3～10克。

因海马有活血散结的作用，因此孕妇忌用。阴虚火旺、脾肾虚弱、外感发热者也不宜服用，且服药期间忌食生冷食物。

妙方精选

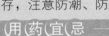

肾虚所致的白带增多：海马1对，杜仲15克，黄芪30克，当归12克，白果、白芷各10克，土茯苓30克，用清水煎煮2次，合并药汁后分2次服用。

肾虚型哮喘：海马5克，当归10克。先将海马捣碎，加当归和清水，共煎2次，每日分2次服用。

跌打损伤：海马、海龙、桑白皮60克，田七30克，五加皮、黄芪各120

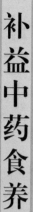

克，共研末，每日 3 次，每次 3 克，温开水送服。

不育症：海马（炙）研末，每次 2.5 ~ 12 克，每日 3 次，黄酒送服。

补 益 药 膳

核桃瘦肉海马煲

原料 核桃仁 30 克，海马 20 克，猪瘦肉 400 克，红枣 4 枚，生姜 3 片，精盐、生油、酱油各适量。

做法 核桃仁去衣，红枣去核，均洗净，稍浸泡；海马洗净，温水稍浸泡；猪瘦肉洗净，整块不刀切。将核桃仁、红枣、海马和猪瘦肉一起与生姜放进瓦煲内。加入清水约 10 碗，大火煲沸后，改小火煲约 2 个小时，调入适量的精盐和生油即可。核桃、猪瘦肉等可捞起拌入酱油佐餐食用。

功效 海马可补肾壮阳、调理血气；核桃亦有补肾固精、益气养血、补脑益智、温肺止咳、润燥化痰的作用。合而为汤，共达温肾壮阳之效。

海马童子鸡

原料 海马 10 克，小公鸡 1 只，料酒、精盐、味精、葱段、姜片、清汤各适量。

做法 将小公鸡宰杀后，除净毛、内脏、爪尖，入沸水锅焯一下，捞出洗净；将海马泡发洗净，放入鸡腹内。将鸡放入锅内，加入适量清汤，烧煮，放入料酒、精盐、味精、葱段、姜片，改为文火炖至鸡肉熟烂入味，出锅即成。

功效 温中壮阳，益气补精。用于阳痿、早泄、尿频、虚劳瘦弱、崩漏带下等症。

海马酒

原料 海马 50 克，白酒 500 毫升。

做法 将海马研碎，与白酒共入瓶中，密封浸泡 10 日即可。日服 2 次，每饮 10 毫升。

功效 温肾壮阳，活血散寒，补益强壮。适用于肾阳虚亏所致的畏寒肢冷、腰膝酸软、神疲乏力、阳痿早泄、不育症、跌打损伤、尿急尿频者。

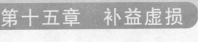

补骨脂　温肾助阳，纳气止泻

简介 补骨脂，又名婆固脂、破故纸、破故芷、胡韭子。为豆科植物补骨脂的干燥、成熟果实。西南及广东、江西、福建、安徽、河南、山西、陕西等地出产。

性味归经

性温，味辛、苦。归肾、脾经。

功效主治

温肾助阳，纳气止泻。用于阳痿遗精、腰膝冷痛、肾虚作喘、遗尿尿频、五更泄泻等症；外用治白癜风、斑秃。

选购储存

以身干、颗粒饱满、黑褐色、纯净者为佳。置干燥处密封避光保存，防潮、防蛀。

用药宜忌

5～10克，水煎服。

阴虚火旺及大便燥结者须谨慎服用。

妙方精选

腰疼：补骨脂研为末，以温酒送服9克。

脾虚腹泻：补骨脂微炒，研末内服。

牙痛日久、肾虚：补骨脂62克，青盐16克。炒，研，擦之。

补益药膳

党参石斑鱼煲

原料 党参30克，石斑鱼1条（500克），料酒10克，姜5克，葱10克，精盐5克，味精3克，胡椒粉3克，鸡精3克，棒子骨汤3000毫升。

做法 党参洗净，切成4厘米长的段；石斑鱼宰杀后，去鳞、鳃及肠杂，洗净，剁成 6 厘米长、3 厘米宽的块；姜拍松，葱切段。将党参、石斑鱼、姜、葱、精盐、味精、料酒、胡椒粉、鸡精、棒子骨汤同放煲内，盖上盖。将煲置炉上，用武火烧沸，煮熟即成。

功效 补中，益气，生津。适用于脾胃虚弱、气血亏损、体倦乏力、食少、口渴、更年期综合征等症。

补骨大枣乌贼汤

原料 补骨脂 9 克，大枣 10 克，乌贼鱼 50 克，桑螵蛸 10 克，精盐、味精、葱、姜各适量。

做法 将乌贼鱼泡发，洗净，切丝；将乌贼骨与桑螵蛸、补骨脂水煎取汁，去渣，放入乌贼鱼、大枣，同煮至乌贼鱼熟后，去药包，用精盐、味精、葱、姜调味服用，每日 1 剂。

功效 温肾益气，固涩止遗。

补骨狗肾酒

原料 补骨脂 30 克，黄狗鞭、枸杞子各 20 克，低度白酒 800 毫升。

做法 将药物放入酒瓶中，密封浸泡 7 日即可。每日早、晚各饮用 1 小杯（约 10 毫升）。

益智仁 温脾止泻，暖肾固精

简介 益智仁，又名益智子、摘芋子。为姜科植物益智的干燥成熟果实。产于广东及海南岛。夏初采摘，炒至皮焦捣碎入药。

性味归经

性温，味辛。归肾、脾经。

功效主治

具有温脾止泻，摄唾涎，暖肾，固精缩尿的功能。治遗精、夜尿频数、遗尿、腹中冷痛、口多唾涎、肾虚遗尿、遗精等症。

选购储存

以颗粒大而均匀、饱满、色红棕、无杂质者为佳。置于阴凉、干燥处保存，注意防潮、防蛀。

用药宜忌

内服：煎汤，取 3~9 克服用；或入丸、散。

阴虚火旺者禁服。

妙方精选

老年性痴呆：益智仁、黄芪、熟地黄，山茱萸、鹿角胶、丹参、川芎、郁金、石菖蒲、远志各适量，水煎服。每日 1 剂。

虚寒泄泻、腹冷痛：益智仁、补骨脂、肉豆蔻各 10 克，干姜、丁香各 6 克，水煎服。每日 1 剂。

腹胀腹泻、日夜不止：益智仁 60 克，浓煎内服。每日 1 剂。

口淡唾多：益智仁、荜茇各等量，研为细末。每次取少许含服；如小儿流涎不止，益智仁、陈皮各 6 克，党参、白术各 8 克，水煎服。

补益药膳

益智茯苓粥

原料 益智仁、白茯苓、糯米各 30~50 克。

做法 将益智仁和白茯苓研为细末，再用糯米煮粥，然后调入药末，稍煮片刻，待粥稠即可。每日早晚 2 次，温热服。连用 5~7 日。

功效 益脾，暖肾，固气。适用于小儿流涎及小儿遗尿。脾胃积热者不宜用。

玄参益智汤

原料 玄参 15 克，益智仁 12 克。

做法 玄参研末。锅内放适量水，加玄参末、益智仁一起水煎。

功效 滋阴润燥，补肾助阳。适用于咽喉干燥、心中烦热、大便干燥、头晕、腰痛等症患者食用。

益智仁粳米粥

原料 益智仁 5 克，粳米 50 克，精盐适量。

做法 先将益智仁研成细末，再把糯米淘洗干净。然后，在锅内倒入适量水，加入糯米煮粥，最后调入益智仁末，精盐适量，煮 5 分钟即可食用。

功效 补肾助阳，固精缩尿。适用于女性更年期综合征以及老年人腹冷痛、尿频、遗尿等患者食用。

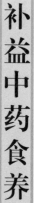

補益中藥食養 一本通

菟丝子 添精益髓，润心肺

简介 菟丝子，又名菟丝实、吐丝子、黄藤子、龙须子、豆须子、缠龙子、黄丝子。为旋花科植物菟丝子的干燥、成熟种子。全国大部分地区均出产。

性味归经

性平，味甘、辛。归肝、肾经。

功效主治

具有益气、添精益髓、润心肺的功能。治尿血、口苦燥渴、腰膝酸软等症。

选购储存

以粒饱满、质坚实、灰棕色或黄棕色者为佳。置于通风、干燥、阴凉处保存，注意防潮、防蛀。

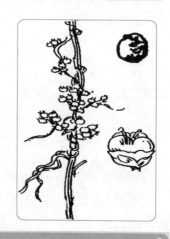

用药宜忌

10～15克。水煎服，或入丸、散。外用适量。

阳虚火旺、阳强不痿、大便燥结者禁服。

妙方精选

肾虚腰痛：菟丝子（酒浸后晒干）、杜仲（盐水炒）各等份。共研为细末，用山药末煮糊制丸，烘干，每次 10 克，早、晚各服 1 次，用淡盐开水送服。

男子不育：菟丝子 20 克，海狗肾 1 具，韭菜子 15 克，蛇床子、五味子各 10 克，补骨脂 12 克，桑螵蛸 30 克，覆盆子、生山药各 15 克，车前子（包）9 克，知母、黄柏各 9 克，全当归 12 克，水煎，早、晚分 2 次服，每日 1 剂。

黄褐斑：菟丝子 30 克，枸杞子、何首乌、女贞子、白芍各 15 克，僵蚕 6 克，白茯苓 30 克，白蒺藜 10 克，生地黄 15 克，桃仁 10 克，水煎，早、晚分

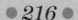

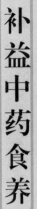

补益中药食养一本通

2 次服，每日 1 剂。

身面浮肿：菟丝子 1 升，入白酒 5 升，浸泡两三夜，每次 20 毫升，每日 2 次。

补益药膳

菟丝子粳米粥

原料 菟丝子 60 克，粳米 100 克，白糖适量。

做法 菟丝子研碎，放入砂锅内，加入 300 毫升水。用文火煎至 200 毫升，去渣留汁，加入粳米后另加水 300 毫升及适量白糖，用文火煮成粥。

功效 补肾益精，养肝明目。适用于肝肾不足引起的小便频数、头晕眼花、视物不清、耳鸣耳聋、习惯性流产等症。

菟丝鸡腿扒牛鞭

原料 菟丝子粉 10 克，熟鸡腿、水发牛鞭（熟品）各 150 克，姜 3 克，葱 3 克，料酒 10 克，花椒水 10 克，酱油 20 克，白糖 3 克，味精 3 克，植物油 50 克，水淀粉 30 克，上汤 200 毫升，精盐适量。

做法 将菟丝子用盐水炒裂口，烘干，研成细粉；把牛鞭切成两半，去掉中间白皮，洗净，切成 4 厘米长的条；鸡腿切成 1 厘米厚的条，与牛鞭一起摆在盘内。炒锅内放入植物油，烧至六成热时，加入姜、葱爆香，添入上汤、料酒、花椒水、白糖、味精，将葱、姜捞出，放入牛鞭、鸡块，放入菟丝子粉，烧沸后，撇去浮沫，用文火煨 30 分钟，用水淀粉勾芡，淋上明油，翻匀即成。

功效 补肝肾，益精髓，明眼目。适用于腰膝酸软、遗精、消渴、尿有余沥、目暗等症。

菟丝汤

原料 菟丝子 15 克。

做法 将其水煎 30 分钟，取汁，一日内分 2 次温服。

功效 本方具有补益肝肾、填精益髓之功效，主治尿有余沥。

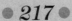

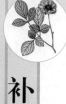

鹿茸 补肾壮阳，强筋壮骨

简介 鹿茸，又名花鹿芷、马鹿茸、斑龙珠等。鹿科动物梅花鹿或马鹿的雄鹿未骨化密生茸毛的幼角。主产于吉林、黑龙江、辽宁、内蒙古、新疆、青海等地。

性味归经

性温，味甘、咸。归肝、肾经。

功效主治

补精髓，壮元阳。用于阳气虚弱、心悸眩晕、腰脊寒冷、阳痿漏精、溃疡脓薄、久不收口等症。

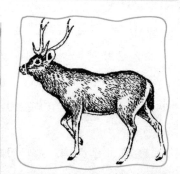

选购储存

以茸形粗壮、饱满、皮毛完整、质隔、油润、无骨棱者为佳。装入放有用纸包好的樟脑粉的木箱内，置阴凉干燥处，密闭，防蛀、防潮。

用药宜忌

研末冲服，1～2克。

由于本品药性温热，不可突然大量使用，以防阳升风动，头晕目赤，口鼻出血。发热患者也应忌服。

妙方精选

肾虚阳痿：鹿茸3克，肉苁蓉30克，黄狗肾1只，共研成细粉，每次6克，每日2次，用黄酒送服。

虚寒型崩漏：鹿茸粉1.5克（另包冲服），阿胶15克（烊化冲服），艾叶炭、当归各10克，水煎服。每日1剂。

肾虚型崩漏：鹿茸、乌贼骨各15克，当归、阿胶各10克，蒲黄6克，共研成细粉，每次3克，每日2次，用黄酒送服。每日1剂。

滑虚腰痛、劳累则甚：鹿茸片5克，菟丝子15克，小茴香9克，羊肾1对，共炖。加食盐调味，饮汤食肉。

补益药膳

淮杞鹿茸汤

原料 鹿茸片5克，淮山药30克，枸杞子15克，红枣5枚，生姜、米酒少许。

做法 将淮山药、枸杞子、红枣（去核）分别用清水洗净，与鹿茸片一起放入炖盅内，加开水适量及生姜、米酒少许，炖盅加盖，置锅内用小火隔水炖2小时，调味食用。

功效 补养肝肾，强筋健骨。

鹿茸扒猴头菇

原料 鹿茸粉6克，水发猴头菇250克，植物油75克，精盐2克，料酒10克，花椒水10克，鸡汤300毫升，味精3克，葱10克，湿淀粉5克。

做法 将水发猴头菇用水洗净，切成厚长片，正面向下，码在盘内；火腿、冬笋切成小片；葱切段，姜切块。炒锅内放植物油，烧热后，用姜、葱炝锅，加鸡汤、精盐、味精、冬笋、火腿片；再把猴头菇、鹿茸粉放入锅内，用盖盖严，移在文火上煨10分钟，再用中火，加葱、姜，用湿淀粉勾芡，淋上明油，翻匀即成。

功效 壮元阳，补血气，益精髓，强筋骨。适用于肾阳虚之阳痿、滑精、腰膝酸冷、虚寒带下、耳鸣、眩晕等症。

鹿茸山药酒

原料 鲜鹿茸30克，山药60克，白酒1000克。

做法 将鹿茸、山药、白酒放入同一容器中，密封浸泡7天以上即可饮服。每日3次，每次15~20毫升。

功效 补元阳，补气血，益精髓，强筋骨。本品可增强人体免疫力、提高机体工作能力、改善睡眠和饮食、促进血液循环及伤口愈合等作用。

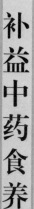
附　录

中药的四性五味

《神农本草经》在序列中指出："药有酸、苦、甘、辛、咸五味，又有寒、热、温、凉四气。"首次提出药的气味之说，并一直沿用至今。由于每一种药物都具有性和味，因此，两者必须综合起来看，例如两种药物都是寒性，但是味不相同，一是苦寒，一是辛寒，两者的作用就有差异。反过来说，假如两种药物都是甘味，但性不相同，一是甘寒，一是甘温，其作用也不一样。所以，不能把性与味分开来看，性与味显示了药物的部分性能。

中药的性能中，包括其性味，又称气味或四气五味。

性就是指药物的寒、热、温、凉四季药性，又称为"四气"。寒凉与温热是绝对不同的两类药性：而寒与凉、温与热只是程度上的差异，寒性较小的即为凉性，热性较小的即为温性。在古代本草书中所谓微寒就相当于凉，大温就相当于热，温性较弱者称微温，热性较强者则为大热，寒性较强者则为大寒。

除寒、热、温、凉外，还有平性，是指具有平性的一类药物，寒热之性不很明显，作用比较平和，既可用于热证，又可用于寒证。但是，平性不是绝对的，也有偏寒和偏热的不同。总之，药物之性虽然有五，但一般称为四气或四性。

五味，就是辛、甘、酸、苦、咸五种味。虽然有些药物具有淡味或涩味，实际上不止五种，但是，五味是最基本的五种滋味，所以仍然称为五味。不同的味有不同的作用，味相同的药物，其作用也有相近或共同之处。至于其阴阳属性，则辛、甘、淡属阳，酸、苦、咸属阴。综合历代用药经验，叙述其作用如下。

辛味药：有发散、行气、活血的作用，一般治疗外感表证的药物，如桂枝、紫苏叶、薄荷等，治疗气滞证的药物，如香附、陈皮等，治疗瘀血阻滞的药物，如川芎、红花等，都有辛味。

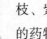

酸味药："能收能涩"，有收敛、固涩的作用，并能生津开胃、收敛止汗。一般具有酸味的药物多用于治疗虚汗、泄泻等，如山茱萸、五味子涩精敛汗、五倍子涩肠止泻。

甘味药：有补益、和中、缓急等作用。一般治疗虚证的滋补强壮药，如党参、熟地黄等，以及缓和拘急疼痛、调和药性的药物，如红枣、甘草等，皆有甘味。

涩味药：与酸味药的作用相似，多用以治疗虚汗、泄泻、尿频、精滑、出血等症，如龙骨、牡蛎涩精，赤石脂则能涩肠止泻。

苦味药："能泄能燥能坚"，有泄和燥的作用。"泄"的含义甚广，有指通泄的，如大黄，适用于热结便秘；有指降泄的，如杏仁，适用于肺气上逆的喘咳；有指清泄的，如栀子，适用于热盛心烦等。至于"燥"，则用于湿症，湿症有寒湿、热湿的不同，温性的苦味药如苍术，适用于前者，寒性的苦味药如黄连，适用于后者。此外，前人的经验中，认为苦还有坚阴的作用，如黄柏、知母用于肾阴虚亏而相火亢盛的痿证，即具有泻火存阴（坚阴）的意义。

咸味药："能下能软"，有软坚散结、泻下的作用。多用以治疗痰核、痞块及热结便秘等，如瓦楞子软坚散结，芒硝泻下通便等。

淡味药：有渗湿、利尿的作用。多用以治疗水肿、小便不利等，如通草、茯苓、薏仁等利尿药，皆有淡味。

煎煮中药之法

明代著名医药学家李时珍曾指出："凡服汤药，虽品物专精，修治如法，而煎药者鲁莽造次，水火不良，火候失度，则药亦无功。"清代医家徐灵胎也曾说："煎药之法，最宜深讲，药之效不效，全在乎此。"历代医药家对于中药的煎煮都是十分重视，只有采用科学、正确的中药煎煮方法，才能保证中药药效最充分地发挥，从而才能达到治病之目的。

中药之所以要加水煎煮，其目的在于让中药所含有的有效成分，通过溶解、扩散、膨胀、渗透、吸附等理化作用融入汤液之中。那么，到底应该如何煎煮中药呢？

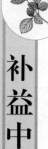

补益中药食养一本通

煎煮中药的器皿 想要煎出药效最好的汤药，首先要选取一个适宜的煎药器皿。如果是家庭煎药，那么最适宜的器皿无疑是瓦罐或砂锅。这两种器皿不会与药液发生化学反应，且传热较慢，通过缓慢提高药液温度可以使药物的有效成分充分进入汤液中。

煎煮中药的用水 使用什么样的水煎煮中药，将直接关系到药液的质量，因而选水首先要保证洁净、杂质少。常用于煎煮中药的水可以是自来水，也可以是井水、矿泉水。水的用量也有讲究，一般以盖过中药为宜，如果是二煎，则可以适当减少一些水量。另外，在上火煎药前，应先用冷水将药材浸泡20分钟左右，从而有利于药物有效成分的释出。

煎煮中药的火候 煎煮中药不可用武火（大火），这样会造成植物性中药所含有的蛋白质很快凝固而影响药物有效成分的释放。因此，煎煮中药以文火（小火）为宜，从而可以使药物中的蛋白质缓慢释出，既不会破坏药性，又不会造成水分过度蒸发而很快煎干。

煎煮中药的时间 具有不同功效的中药，煎煮过程所需要的时间亦有区别。一般来讲，用于治疗感冒的中药，头煎煮沸后再煎10分钟即可；二煎煮沸后再煎5分钟即可。如果是用于调理的中药，头煎煮沸后再煎15分钟即可；二煎混合后再煎10分钟即可。假若是滋补类中药，则可以适当延长煎煮的时间，一般头煎煮沸后可以再煎30分钟；二煎煮沸后再煎20分钟即可。煎煮中药的时间如果较长，则要注意多加点水，以免把水煎干而造成中药焦糊。

特殊的煎药方法 除了上述所讲的煎煮中药的方法外，还有下述几种比较特殊的煎药方法。

（1）先煎。生石膏、石决明、生牡蛎、生龙骨等质地坚硬的药材，因药性不易煎出，因而应先捣碎，放入锅中煎煮15～20分钟后，再加入其他药物。

（2）后下。薄荷、佩兰、砂仁等有芳香气味的药物，煎煮时间过长易造成香气走散，因而应该在其他药物煎煮5～10分钟后再下锅。

（3）包煎。如果是黏性、粉剂、曲类或有绒毛的中草药，则需要先装入纱布袋中，再与其他药材共同煎煮，以免使药液浑浊而不易过滤。

（4）另煎。人参、西洋参、藏红花、犀角片等贵重中药，最好另炖。先以文火慢熬，再将过滤出的药液加入其他煎好的药液中。

（5）烊化。阿胶、鹿角胶、龟板胶等药材，需要先将其置于容器内隔水加热炖使之烊化后，再加入到药液中。

（6）冲服。有些细粉性中药，比如三七粉；还有些液体性中药，比如竹沥水，这些药物可以直接用温水冲服，以避免药效损失。这种方法叫冲服。

（7）煎汤代水。有些中药，比如灶心土、玉米须，可先煎煮后留水去渣，再用其水煎煮其他中药。这种方法叫作煎汤代水。

（8）泡服。有些药物中的有效成分易溶，并且用量少，比如番泻叶、胖大海，这些药物不需煎煮，直接用开水浸泡后就可以服用。这种方法叫泡服。

总而言之，煎煮中药需要根据药物的不同性质采用对应的煎煮方法，同时更要注意煎药的器皿、用水、火候、煎煮时间等问题，这样才能达到最佳质量，以保证服用后的疗效。

服用中药之法

将煎煮 2 次或 3 次的中药液体合并，搅拌均匀后分为 2～3 份，早晚或早中晚分别服用。

中老年人用于滋补身体的补益中药，最好是在饭前服用。早晨空腹服用，有利于吸收滋补的营养成分。

用温水送服中药　送服中药，不用茶水、牛奶。服用中药时，最好用温水送服。不宜用茶水、牛奶以及果汁。茶叶中含有的成分，会使药物失去疗效，而且也会刺激肠胃；牛奶中的蛋白质等成分，容易破坏药效。

服药期间忌生、冷、油腻　生、冷类食物刺激肠胃，会影响药物的吸收；油腻食物不好消化，会降低药物的疗效。

服药期间，要慎吃发物　服用中药时，最好不要吃发物，因为这些食物很容易诱发疾患。比如，韭菜、羊肉、狗肉、虾、蟹、糯米、梨、辣椒、土豆等。

不同体质，忌口不同　如果是阳虚体质，要忌食凉性食物，比如西瓜、雪梨、香蕉等；如果是热性体质，要忌食热性食物，比如生姜、胡椒、白酒、大蒜等。

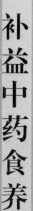

补益中药食养一本通

不同疾病，忌口不同　如果患有荨麻疹、各种皮炎、湿疹，要忌食刺激性的食物；如果患哮喘，蛋、牛奶、鱼虾等高蛋白食物要忌食。

不同的药物，服用的时间不同　服中药是否有效，除了是否对症之外，还得讲究服药的时间。

不同的药物，因其本身特点要求　在某一特定时间服用，才能发挥药物的最佳功效。

清晨宜服的中药：补阳药（指补肾阳药）、行水利湿药及催吐药。

午前宜服的中药：发汗解表药及益气升阳药。

古代医家认为："午前为阳之分，当发汗；午后为阴之分，不当发汗。"亦有医家认为大凡走表透邪之药，均宜午前服用。

古医书对医治脾虚气陷诸疾所配制的补中益气汤等益气升阳方，都强调了午前服药，并谓之所以午前服用，乃"使人阳气易达故也"。

午后宜服的中药：午后或入夜宜服泻下药。

历代医家对泻下药的服用时间大致有三种意见：一是午后进药；二是日晡（下午3~5时）进药；三是入夜服之。

入夜宜服的中药：滋阴养血药。

古人用六味牛蒡子丸养阴，强调入夜时进药。以桃仁六黄汤医治阴虚盗汗，亦主张入夜时服之。

夜卧宜服的中药：安神药。

这一用法，最早见于宋代。如以辰砂远志丸或珍珠母丸，宜夜卧时姜汤送服，以起到镇心安神之功效。

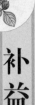
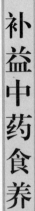
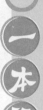

古今医学常用度量衡对照表、重量单位对照表

一厘	约等于 0.03125 克
一分	约等于十厘（0.3125 克）
一钱	约等于十分（3.125 克）
一两	约等于十钱（31.25 克）
一斤	约等于十六两（500 克）

古代医家用药剂量对照表

一方寸匕	约等于 2.74 毫升，或金石类药末约 2 克，草木类药末约 1 克。
一钱匕	约等于 5 分 6 厘，或 2 克强。
一刀圭	约等于一方寸匕的十分之一。
一撮	约等于四圭。
一勺	约等于十撮。
一合	约等于十勺。
一升	约等于十合。
一斗	约等于十升。
一斛	约等于五斗。
一石	约等于二斛或一小斗。
一铢	约等于一两的二十四分之一。
一枚	以较大者为标准计算。
一束	以拳尽量握足，去除多余部分为标准计算。
一片	以一钱重量作为一片计算。
一匙	约等于 4 毫升。
一盅	约等于 15 毫升。
一杯	约等于 120 毫升。
一碗	约等于 240 毫升。